AF306070

RECHERCHES SUR LE TRAITEMENT

DE LA

TUBERCULOSE PULMONAIRE

PAR LES

INHALATIONS D'ACIDE FLUORHYDRIQUE

PAR

Jules BRUNET

Docteur en médecine de la Faculté de Paris

***

PARIS

G. STEINHEIL, ÉDITEUR

2, RUE CASIMIR-DELAVIGNE, 2

—

1889

RECHERCHES

TRAITEMENT DE LA TUBERCULOSE PULMONAIRE

INHALATIONS D'ACIDE FLUORHYDRIQUE

IMPRIMERIE LEMALE ET Cie, HAVRE

RECHERCHES SUR LE TRAITEMENT

DE LA

TUBERCULOSE PULMONAIRE

PAR LES

INHALATIONS D'ACIDE FLUORHYDRIQUE

PAR

Jules BRUNET

Docteur en médecine de la Faculté de Paris

———————

PARIS

G. STEINHEIL, ÉDITEUR

2, RUE CASIMIR-DELAVIGNE, 2

—

1889

RECHERCHES

SUR LE

TRAITEMENT DE LA TUBERCULOSE PULMONAIRE

PAR LES

INHALATIONS D'ACIDE FLUORHYDRIQUE

I

De toutes les maladies qui sévissent sur l'humanité, il n'en est peut-être pas de plus fréquente ni de plus redoutable que la tuberculose.

Aussi variée dans ses formes que dans ses allures, s'attaquant à tous nos tissus, frappant tous nos organes, ne respectant aucun âge, prenant tantôt l'aspect d'une maladie locale, tantôt celui d'une maladie générale, évoluant chez l'un d'une façon aiguë, marchant chez l'autre avec une extrême lenteur, cette terrible affection, défiant presque toute thérapeutique, fait chaque jour dans le monde civilisé des milliers de victimes.

Parmi les diverses localisations de la tuberculose, il en est une qui, en raison de sa fréquence et de son extrême gravité, a vivement préoccupé les savants de tous les temps et donné naissance à des travaux considérables : nous voulons dire la tuberculose pulmonaire.

Il n'est pas besoin, pour juger de la gravité de cette maladie, de consulter les statistiques de décès ; il suffit de jeter un coup d'œil rapide sur la nombreuse série des médicaments qu'on a expérimentés contre elle ; et ces produits de toutes sortes, empruntés à tous les règnes de la nature, viennent encore témoigner par leur nombre, sinon de leur inefficacité complète, du moins de leur peu de valeur spécifique dans le traitement de cette affection.

Nous ne voulons pas énumérer ici cette série de médicaments : la liste en serait longue et ne présenterait pas un grand intérêt ; à part quelques-uns, dont l'emploi a donné quelques résultats assez satisfaisants, le plus grand nombre d'entre eux n'ont eu qu'un instant de vogue ; ils ont disparu plus vite encore qu'ils n'étaient venus et sont tombés dans l'oubli complet, détrônés par d'autres plus jeunes qu'eux.

Faut-il blâmer les expérimentateurs de s'abandonner ainsi trop vite et sans réserve à un engouement exagéré pour de nouveaux médicaments ? Non certes, leur zèle est louable ; c'est leur désir de trouver vite qui parfois met en défaut leur sagacité, égare leur sens d'observation, obscurcit leur jugement, les empêche de séparer le vrai du faux, de discerner dans les résultats obtenus la part qui correspond à la réalité des faits, de celle due au hasard seul.

Mais de ce que jusqu'ici les essais thérapeutiques dirigés contre la tuberculose pulmonaire n'ont pas donné des résultats bien encourageants, de ce qu'on n'a eu à enregistrer que des succès médiocres, et parfois même des mécomptes, il ne s'ensuit pas qu'on doive abandonner les recherches en concluant à leur inutilité ; les lois du progrès sont telles que nous voyons souvent le lendemain ce que nous n'avions même pas entrevu la veille ; c'est le propre de l'esprit humain de chercher sans cesse et de tendre vers un idéal de perfection. Pour nous, nous sommes convaincu qu'en médecine, comme dans toutes les autres sciences, on finira par trouver des règles fixes, des lois immuables qui régiront les maladies et opposeront à chacune d'elles son remède certain.

« La découverte des germes pathogènes vivants, a dit notre savant maitre, M. le professeur Hayem, a fait entrer la thérapeutique dans une voie nouvelle et féconde » ; et nous restons persuadé que comme on l'a trouvé pour l'impaludisme, comme on l'a trouvé pour la syphilis, on finira par trouver pour la tuberculose, maladie microbienne, un traitement rationnel ; qu'on saura opposer à cette terrible affection toute spécifique, un traitement spécifique.

C'est vers ce but commun que dans ces temps derniers, grâce à l'initiative d'un des maitres de cette Faculté, tous les savants du monde médical ont réuni leurs efforts et porté leurs recherches ; nous aussi, nous venons, après tant d'autres, apporter notre modeste contingent à la grande œuvre, augmenter de notre faible part la grande série d'expériences tentées en vue du traitement de la tuberculose pulmonaire.

Quand nous étions sur le point de terminer nos études médicales, on expérimentait de tous côtés contre cette affection, l'acide fluorhydrique. Tous les journaux, toutes les revues de médecine, plusieurs thèses de doctorat signalaient les résultats obtenus par ce médicament. Ces résultats étaient un peu contradictoires : M. le professeur Hayem, dont nous étions l'élève, nous engagea vivement à entreprendre sur ce même sujet, une série d'expériences dans le service qu'il dirige à l'hôpital Saint-Antoine, et d'en faire le sujet de notre thèse inaugurale. Nous avons accepté avec empressement.

Nous le prions ici de vouloir bien agréer tous nos remerciements pour les conseils toujours affectueux qu'il nous a donnés dans le cours de notre travail, pour l'intérêt qu'il nous a témoigné en maintes circonstances et pour l'honneur qu'il nous fait en acceptant la présidence de notre thèse.

Nous tenons aussi, avant d'entrer dans notre sujet, à adresser à M. le professeur Berger l'expression de toute notre reconnaissance pour la bienveillance avec laquelle il nous a toujours accueilli et pour les conseils éclairés qu'il nous a donnés quand nous étions son élève en chirurgie.

Que MM. Dujardin-Beaumetz, Le Dentu, Auvard, Guibout, nos autres maîtres dans les hôpitaux, veuillent bien accepter tous nos remerciements pour la sollicitude avec laquelle ils nous ont guidé dans le cours de nos études.

Nous exprimons toute notre reconnaissance à notre excellent ami M. Paul Tissier, interne des hôpitaux, dont nous avons mis tant de fois à l'épreuve toute la complaisance et à contribution, la compétence et le savoir.

II

A quel titre l'acide fluorhydrique a-t-il été expérimenté dans le traitement de la tuberculose pulmonaire? Pour ceux qui connaissent ce médicament, son pouvoir antiseptique, et qui, en outre, savent la nature de la tuberculose, son caractère spécifique, son origine microbienne, la réponse n'est pas douteuse : c'est à titre de médicament antiseptique. Il serait curieux de suivre à travers les siècles les différentes étapes fournies par une maladie, les différentes phases qu'elle a traversées, les discussions sans nombre qu'elle a soulevées; on verrait qu'à chacune de ses étapes, qu'à chacune de ses phases correspond une médication spéciale ; c'est ce que nous voyons pour la tuberculose.

De la conception pathogénique de la maladie, de la doctrine même qui a été acceptée à différentes époques sur l'essence et la nature de la lésion pulmonaire, a découlé naturellement et fatalement le procédé thérapeutique, la médication spéciale de l'affection.

Longtemps crue incurable parce qu'on la considérait comme l'expression ultime de la déchéance de l'organisme, comme une phtisie, c'est-à-dire une consomption (φθίσις), la tuberculose pulmonaire fut plus tard attaquée avec d'autant plus de vigueur, qu'on eut de saines notions

sur la constitution intime des lésions, sur leur origine
et leur évolution.

Laënnec, dont les travaux sur la phtisie pulmonaire
font, à juste titre, l'admiration de tous et qui du même
coup avait fixé l'étude de la lésion pulmonaire, ses mo-
dalités et l'essence *une* du processus, ne contribua pas
peu à jeter les cliniciens vers le nihilisme thérapeutique,
vers le fatalisme, vers l'abandon de toute médication. Le
tubercule étant une lésion spécifique, à évolution pro-
gressive, il fallait, pour arrêter sa marche, trouver une
médication spécifique, et, malgré un nombre considérable
de tentatives dans ce sens, le traitement était, selon l'expression de MM. Grancher et Hutinel, « désespérant ».

Aussi pendant toute la période qui suivit, le traitement
fut-il purement symptomatique.

La théorie allemande (Virchow, Niemeyer) basée sur
une erreur, eut pour résultat de pousser les médecins à
lutter contre l'inflammation et les produits de caséifi-
cation.

Cependant en France d'éminents cliniciens (Pidoux,
Gueneau de Mussy, etc.) abordaient la question par un
autre côté et s'attaquaient à la déchéance de l'organisme,
au vice de nutrition qui favorisait l'éclosion des tubercules
et permettait leur évolution. C'était là une conception
heureuse qui a permis d'établir le traitement hygiénique
de la tuberculose sur une base solide.

Il était réservé à M. Villemin de montrer au monde
savant quelle était la vraie nature de la tuberculose.
Dans une communication qu'il fit à l'Académie de médecine le 5 décembre 1865, il renversa toutes les idées préa-

lablement émises ; il montra par une expérimentation précise que la tuberculose est une maladie virulente, infectieuse et inoculable.

Mais où était l'agent causal, le parasite, le microbe de la maladie ? Les immortels travaux de Pasteur et ses procédés de culture qui avaient donné des résultats si merveilleux pour l'étude d'autres maladies, servirent de guide et de modèle : M. Koch s'en inspira et en mai 1882, découvrit le bacille de la tuberculose. La voie était tracée.

Basé sur ces notions, le traitement étiologique de la tuberculose suivit diverses directions. Les essais de vaccination antituberculeuse, provoqués par les remarquables travaux de Pasteur sur l'atténuation des virus, sont restés sans résultats (Cornil et Babès, *Société de biologie*, 1883), Falk (*Berl. Kl., Woch.*, 1883), etc.). Partant des curieuses expériences de Raulin (*Annales des sciences naturelles*, 1870), et de Duclaux, sur l'aspergillus niger, on a tenté d'atténuer ou d'annihiler le bacille tuberculeux par l'action antagoniste d'autres bactéries. Cantani (*Riforma medica*, 1885), Salama, Sormani, Ballagi se servirent du bacterium termo, mais sans grands résultats (Bacterio thérapie).

On s'est adressé encore aux substances microbicides, et avant tout essai sur l'homme, on a expérimenté *in vitro*, l'action de ces corps sur les cultures (Pilatte, *Th. de Montpellier*, 1885, Villemin. *Th. de Paris*, 1886), et enfin on a eu recours à l'expérimentation sur les animaux.

Nous ne saurions entrer dans le détail des nombreux travaux exécutés dans cette voie (Colin, Bouley, Chauveau,

H. Martin, Coze et Simon, Vallin, Albrecht, Sormani, Fischer, Rosenberg).

Sur l'homme on s'est adressé à différentes voies pour l'introduction des antiseptiques dans le poumon : *Injections sous-cutanées.* — (Hiller, Leg, Filleau et Petit, Dujardin-Beaumetz, Meunier, etc.).

Injections intra-pulmonaires. —(Hiller, Lépine, Truc, Gouguenheim, Dieulafoy, Pepper, Fräntzel, Beverley Robinson et John Blake White, etc.).

Inhalations. — Enfin on pensa que les liquides pulvérisés pourraient pénétrer dans les dernières ramifications des bronches. Mais on s'aperçut bientôt que ce fait était exceptionnel. Miquel (*Annales de l'obs. de Montsouris,* 1884) l'a tenté pour le biiodure, Fräntzel (*Wien. med. Press.,* 1883) a essayé le menthol, le camphre, la napthaline, la créosote, l'acide phénique.

Krimiansky et Karkoff ont beaucoup loué l'aniline. Hiller (*Med.-chir. Centralblatt,* 1885) a expérimenté sans succès l'alcool, le brome, l'hydrogène sulfuré, l'iodoforme, l'acide borique. Lesguillon a signalé les bons résultats de la créosote.

Enfin l'acide fluorhydrique en inhalations a été essayé. Nous consacrons plus loin quelques pages à l'historique de la question ; mais auparavant nous voulons dire ce qu'est l'acide fluorhydrique, ce corps qui a dans ces temps derniers attiré sur lui toute l'attention du monde médical.

III

Quand on décompose le fluor ou fluorure de calcium,
métalloïde de la famille du chlore, du brome et de l'iode,
par l'acide sulfurique, on obtient un liquide incolore,
très fumant, d'une odeur très piquante : c'est l'acide
fluorhydrique hydraté.

M. Frémy est arrivé à le préparer anhydre et pur ;
anhydre, il est gazeux.

L'acide fluorhydrique est surtout caractérisé par son
extrême acidité et son pouvoir corrosif ; aussi son manie-
ment exige-t-il les plus grandes précautions. Une goutte
de cet acide suffit pour produire une brûlure très vive.

Il attaque tous les métaux sauf l'or, l'argent et le
platine.

Sa propriété d'attaquer la silice est utilisée dans les arts
pour la gravure sur verre.

IV

L'entrée de l'acide fluorhydrique dans le domaine de la thérapeutique date de 1862. Depuis longtemps déjà, on avait cru remarquer que les ouvriers qui travaillent au milieu des vapeurs d'acide fluorhydrique sont peu sujets aux affections de poitrine et particulièrement à la phtisie pulmonaire. Ce fait était bien connu dans les cristalleries de St-Louis et de Baccarat, ainsi que dans tous les ateliers de gravure sur verre.

Le premier, le Dr Bastien, en 1862, expérimenta ce produit dans le traitement de certaines affections des voies respiratoires.

En 1866, M. Charcot et son élève M. Bouchard, reprirent la question et analysèrent l'action de ce nouveau mode de traitement sur les phtisiques de la Salpêtrière. Les expériences ne donnèrent pas les résultats qu'on en attendait et l'acide fluorhydrique fut abandonné.

En 1884, M. le Dr Seiler, cédant aux instances de son frère, directeur des cristalleries de St-Louis, consentit à son tour à étudier le médicament. Il l'étudia d'abord sur lui-même ; il se soumit pendant quelque temps aux vapeurs de l'acide fluorhydrique et constata que ses poumons n'étaient nullement incommodés.

Ce n'est qu'en 1885 que M. Seiler se décida à appliquer

les inhalations aux malades ; ayant obtenu sur un certain nombre de ces derniers des résultats assez satisfaisants, il lut, à la séance de l'Académie du 21 juillet 1885, une note dans laquelle il signalait les effets obtenus par cette médication.

La même année, M. Dujardin-Beaumetz avec M. Chevy, son élève, institua des expériences sur le même sujet à l'hôpital Cochin ; mais les conclusions fournies par M. Chevy, portant sur un nombre trop restreint de malades, ne peuvent être prises en grande considération et n'ont pas toute la rigueur désirable.

En 1886, M. le Dr Seiler qui avait continué ses expériences, lut à Nancy, au congrès de l'Association pour l'avancement des sciences, le résultat de ses observations, se montra très partisan de ce genre de traitement et engagea vivement ses collègues à faire des recherches en ce sens.

En 1887, M. le Dr Garcin fait à son tour une communication à l'Académie (*séance du 20 septembre*). Son travail s'appuie sur 100 observations ; dans ce travail M. Garcin se montre très optimiste : 41 malades améliorés et 35 guéris ; 14 sont restés stationnaires, 10 sont morts ; les crachats ont perdu beaucoup de leur virulence ; il a vu diminuer la toux et la dyspnée.

Chargé par l'Académie d'étudier ce nouveau mode de traitement, M. Hérard lit à la séance de 23 novembre 1887 un rapport qu'il termine ainsi :

« Je conclus que les inhalations d'acide fluorhydrique possèdent une action thérapeutique incontestable quand la phtisie n'est pas parvenue à une période trop avancée ; j'ajoute qu'elles sont exemptes d'inconvénients. »

M. Hérard constate comme premier effet de la médication le retour de l'appétit. Puis, les vomissements cessent, les sueurs nocturnes diminuent vite pour se supprimer bientôt complètement ; la fièvre se modère et finit par disparaître. Le malade augmente de poids ; la dyspnée s'amende ; la toux devient moins tenace, moins continue, moins quinteuse.

En revanche, il reconnaît que l'aphonie est peu modifiée et que la diarrhée tarde à disparaître. Le traitement ne provoque pas d'hémoptysies.

Les bacilles finissent par disparaître des crachats.

« Les modifications dans l'état local du poumon sont beaucoup plus lentes », mais se font néanmoins sentir.

Dans une clinique publiée en février 1888 dans la *Semaine médicale,* M. le professeur Lépine donne les résultats de ses observations : il a traité 7 malades par cette médication ; il a constaté un retour de l'appétit et une augmentation du poids des malades, sauf chez un seul. — En mars 1888, MM. Lépine et Paillard communiquent au *Lyon médical* une statistique comprenant 13 malades. Ils constatent que chez les malades qui n'en sont pas arrivés à la période des cavernes, l'appétit est revenu et le poids du corps s'est accru.

Ce retour de l'appétit, qu'il constate chez presque tous ses malades, fait dire à M. Lépine, dans une autre clinique publiée en avril 1888 (*Semaine médicale*), qu'il considère l'acide fluorhydrique comme un eupeptique.

Au congrès d'Oran, en mars 1888, MM. Moreau et Cochez font une communication dans laquelle ils constatent, sur 60 malades qui ont suivi le traitement, 28 améliorations, 4 états stationnaires, 9 aggravations, 4 décès ; chez les malades qui ont bénéficié du traitement, l'appétit est vite revenu et les bacilles ont disparu des crachats.

Sciolla (*Lezione di Chiusura al corso di clinica medica*, Gênes, 1888), note dans une série de 10 malades, de l'amélioration dans l'état général et local ; il ne constate pas d'effet fâcheux.

M. Raimondi, au congrès de la tuberculose, tenu à Paris, en juillet 1888, fournit une statistique de 128 malades traités par les inhalations d'acide fluorhydrique. Il note 20 guérisons (disparition des bacilles); 18 malades avec cavernes sont très améliorés, 5 sont morts de poussées aiguës.

Gœtz, dans la *Revue médicale de la Suisse romande*, déclare que sur 30 phtisiques traités il a eu 19 malades améliorés, 3 stationnaires, 3 aggravés, 5 morts ; les améliorations ont porté principalement sur les cas peu avancés ; à la période des cavernes, il a obtenu des résultats nuls ou très passagers : pas de diminution des bacilles.

Gager (*Deutsche med. Woch.*, 1888) donne les résultats suivants : Sur 17 cas, 5 fois il a constaté la disparition complète des bacilles tuberculeux, avec diminution des signes physiques ; 7 malades ont présenté une amélioration locale notable.

12 malades ont augmenté de poids ;

1 malade a vu la disparition des sueurs nocturnes ;

1 cas de fièvre a disparu sur 3 cas fébricitants.

Gager a constaté, en outre, des phénomènes inflammatoires chez 2 sujets atteints de phtisie laryngée. Les résultats ont été nuls chez 5 malades.

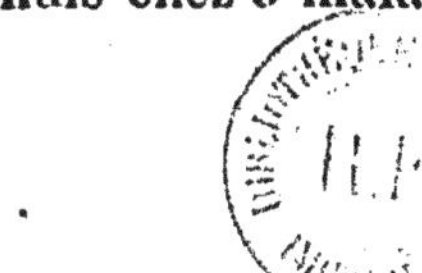

B.

2

Il n'y a pas eu d'accident à constater.

M. le Dr Audollent, dans une thèse soutenue dans cette Faculté, en juillet 1888, publie 7 observations dont il croit pouvoir tirer les conclusions suivantes :

« Les inhalations d'acide fluorhydrique paraissent agir plutôt sur l'état général des tuberculeux que sur la lésion pulmonaire.

« L'effet le plus marqué de ces inhalations est certainement un retour rapide de l'appétit.

« La dyspnée des tuberculeux est également modifiée en bien par les inhalations. »

M. le Dr Gilliard, dans une thèse soutenue à Paris, au mois de décembre dernier, fournit une statistique de 46 malades traités par la méthode des inhalations ; il conclut en disant que « les inhalations paraissent utiles au début de la tuberculose et même à la période de ramollissement ; elles agissent souvent en améliorant l'état général, quelquefois en diminuant les signes stéthoscopiques.

« Il faut user avec les plus grands ménagements du traitement chez les tuberculeux présentant des signes d'emphysème ou ayant des antécédents rhumatismaux. Les hémoptysies et la laryngite ne sont pas des contre-indications. »

M. le Dr Garcin, dans son Étude sur la valeur du traitement de la tuberculose pulmonaire par les inhalations d'acide fluorhydrique, vante les effets de cette nouvelle médication ; il constate rapidement chez les malades une grande amélioration dans l'état général et dans l'état local.

« Nous continuons donc à croire, dit-il, que ce médicament est appelé à prendre une place importante dans la thérapeutique de la tuberculose pulmonaire. »

Enfin, le docteur Valentin Gilbert, dans un ouvrage couronné par la Faculté de médecine de Genève et intitulé : *Étude sur les diverses médications de la tuberculose pulmonaire et en particulier sur le traitement par les inhalations fluorhydriques*, s'exprime ainsi : « Nos expériences nous permettent de considérer cette méthode de traitement comme un progrès véritable ».

V

Pendant que dans les hôpitaux et ailleurs on poursuivait cliniquement les expériences sur le traitement de la phtisie pulmonaire par les inhalations d'acide fluorhydrique, d'autres expériences étaient entreprises parallèlement dans les laboratoires à l'effet de connaitre l'action directe du médicament sur le bacille.

En 1882, H. Martin avait étudié cette action et il était arrivé à cette conclusion qu'une solution d'acide mélangée à des produits tuberculeux atténue beaucoup leur virulence.

En 1885, M. Chévy, dans sa thèse de doctorat, expérimentant à la fois sur du bouillon, de la viande crue, du lait et de l'urine, prouvait que l'acide fluorhydrique est un antifermentescible et un antiputride de premier ordre; il montrait aussi que des plaies fétides pansées avec une solution d'acide fluorhydrique au 1/2000, étaient modifiées rapidement.

Au mois de juin 1888, MM. Grancher et Chautard ont publié dans les *Annales de la Société de biologie* le résultat de leurs expériences sur le même sujet. Trois séries d'expériences ont été instituées par eux.

M. le Dr Audollent, donnant dans sa thèse le compte rendu de ces expériences, nous le citerons tout au long :

« Dans une première série d'expériences, MM. Grancher et Chautard étudièrent l'action de l'acide fluorhydrique sur des lapins rendus tuberculeux par des inoculations intra-thoraciques. Les lapins étaient introduits sous une cloche hermétiquement close et respiraient de l'air que l'on faisait barboter dans une solution d'acide fluorhydrique.

« Les solutions employées furent successivement et sur des lapins différents, des solutions d'acide fluorhydrique au 10 0/0 ou 40 0/0 enfin ou 60 0/0.

« Quelle que fut la solution employée, les lapins moururent et l'autopsie montra que si dans les poumons il n'y avait pas de tubercules, tous les organes étaient remplis de bacilles. Les auteurs en concluent légitimement que l'air chargé d'acide fluorhydrique n'a aucune action dans la tuberculose expérimentale.

« Dans une seconde série d'expériences, MM. Grancher et Chautard essayèrent l'action directe de l'acide sur les cultures du bacille de Koch. Les auteurs prirent des fragments de culture pure du bacille sur la peptone gélosée et glycérinée, les délayèrent dans l'eau distillée et introduisirent le tout dans une pipette Pasteur modifiée. On fit ensuite traverser la pipette par un courant d'air chargé d'acide fluorhydrique, et on inocula 2 lapins, l'un avec 1$^{c.c.}$ du mélange ci-dessus modifié par le passage de l'acide fluorhydrique, l'autre que l'on prenait comme témoin avec des matières tuberculeuses non modifiées.

« Les 2 animaux moururent, mais l'animal témoin mourut 3 ou 4 jours avant les deux autres lapins. Les vapeurs d'acide fluorhydrique ont donc une action réelle sur le bacille, mais cette action est faible puisque la survie a été très courte, même dans le cas où l'on employait des vapeurs d'acide fluorhydrique titré à 60 0/0.

« Dans une dernière série d'expériences, MM. Grancher et Chautard employèrent des solutions d'acide fluorhydrique plus concentrées que les précédentes, puis l'acide pur du commerce et prolongèrent le barbotage pendant une heure et demie.

« Les 2 lapins témoins meurent l'un le 20, l'autre le 24 avril.

« Le lapin d'essai à 40 0/0 meurt le 2 avril ;

« Le lapin d'essai à 60 0/0 meurt le 3 avril.

« Le lapin d'essai à 80 0/0 meurt le 16 avril.

« Le lapin d'essai à l'acide pur est sacrifié le 3 mai.

« Il est encore vivant ce jour-là, mais est très maigre et ses organes ainsi que ceux des lapins précédents contiennent de nombreux tubercules miliaires.

« Les auteurs concluent que l'action directe et prolongée des vapeurs d'acide fluorhydrique sur le bacille tuberculeux diminue sa virulence, mais ne le tue pas. »

Ces expériences de MM. Grancher et Chautard ne concordent pas avec celle de M. le Dr Trudeau, de New-York, publiées dans le *Médical News* en mai 1888, et mentionnées dans la discussion qui eut lieu à l'Académie de médecine dans la séance du 6 novembre 1888.

Le Dr Gilliard qui a entrepris quelques expériences sur le même sujet, ne peut dans sa thèse donner des conclusions rigoureuses, car il n'a pas observé assez longtemps, il s'exprime ainsi : « D'après ce que nous avons vu jusqu'ici, nous nous rangerions assez volontiers à l'opinion émise par M. Grancher ».

Enfin pour terminer, nous dirons que M. le professeur Jaccoud, rendant compte à l'Académie de médecine (séance du 30 octobre 1888) de ses expériences, nie même que la virulence des bacilles soit atténuée par l'acide fluorhydrique en solution graduellement concentrée jusqu'à égalité d'eau.

VI

On le voit, si les résultats cliniques ne coïncident pas tous entre eux, il en est de même pour les résultats expérimentaux. Évidemment ces résultats parfois contradictoires, ces divergences de vues soit pour le côté clinique, soit pour le côté expérimental de la question, tiennent à bien des causes.

Et d'abord les sujets en expérience diffèrent notablement les uns des autres et sont plus ou moins aptes à supporter les médicaments. Certains médecins ont eu à soigner des malades de l'hôpital, les autres des malades de la ville, et qui ne sait que les conditions dans lesquelles se trouvent ces deux catégories de malades sont essentiellement différentes. On ne trouve pas chez ceux qui viennent à la consultation payante cette misère physiologique, suite de privations et de fatigues que nous voyons chez presque tous nos malades des hôpitaux. Ils portent en eux le bacille, mais leur organisme est armé pour la lutte ; il peut encore, grâce aux bons soins et à la bonne nourriture, grâce au repos, se défendre avec avantage contre les envahisseurs.

A la consultation gratuite, c'est la même maladie, mais la maladie doublée de la misère. Les malades que nous y trouvons sont des malades comme les autres, mais, de plus, leur organisme est débilité, affaibli, usé; il a perdu pour ainsi dire toute sa vitalité, et il ne pourra plus, même avec les bons soins, avec le repos, avec les médicaments, réagir avec force et opposer une résistance énergique au mal qui l'accable.

Quant aux expériences de laboratoire qui divergent tellement dans leurs résultats, nous pensons que cette divergence est uniquement due aux procédés expérimentaux qui ne sont pas les mêmes, aux différentes conditions d'expériences qui varient avec chaque laboratoire.

VII

Quant à nous, nous pouvons dire dès maintenant que les résultats que nous avons obtenus cliniquement n'ont pas été bien satisfaisants. Nous avons eu à soigner surtout des malades de l'hôpital, mais parmi ceux-ci il s'en trouvait quelques-uns qui étaient peu fatigués et qui par conséquent se trouvaient dans de bonnes conditions pour supporter le traitement par les inhalations.

Nous n'avons pas fait de recherches expérimentales sur les animaux. Cela nous aurait demandé un travail auquel nous ne pouvions consacrer la somme de temps nécessaire.

Nous nous sommes servi de l'appareil à inhalations construit par M. Seiler. C'est un appareil fixe ; nous ne le décrirons pas en entier. Nous dirons seulement que les malades respirent dans des cabines où se dégage par un tube de l'air qui a barboté dans un vase contenant une solution titrée d'acide fluorhydrique.

L'air arrive dans le vase par un autre tube relié à un appareil ventilateur à contre-poids qui produit une insufflation continue et dont on règle le débit et la pression au moyen d'un jeu de robinets.

Nous avons fait barboter l'air dans des solutions variables. Pour habituer les malades à ces vapeurs qui au début leur paraissaient désagréables, et pour leur permettre de les supporter plus facilement, nous nous sommes servi, pour chaque malade commençant le traitement, de solutions à 25 0/0 et à 35 0/0; puis, au bout de 4 ou 5 jours, nous avons employé, pour la continuer jusqu'à la fin, une solution à 50 0/0.

Chaque malade a séjourné dans la cabine pendant une heure chaque jour, à moins qu'il nous ait demandé à en sortir plus tôt pour cause de fatigue.

Nous lui avons laissé, entre le jour d'entrée à l'hôpital et le jour où il a commencé le traitement, 4 ou 5 jours de repos, ce qui nous a permis de mieux juger l'influence réelle de la médication.

Nous avons eu des malades à toutes les périodes de la tuberculose. Aucun d'entre eux n'a suivi les inhalation sans que nous ayons au préalable constaté dans ses crachats des bacilles tuberculeux.

En outre des modifications dans l'état général et dans l'état local des malades, nous avons recherché, sur les conseils de M. le professeur Hayem, si l'examen du sang, à différentes époques du traitement, pouvait nous donner des renseignements précieux sur l'influence bonne ou mauvaise de la médication.

Une cinquantaine de malades ont respiré les vapeurs fluorhydriques. Nous ne donnerons pas ici toutes les observations de ces malades, car quelques-uns d'entre eux ont eu à subir pendant trop peu de temps l'influence du traitement et sont partis avant d'avoir été à même d'en retirer un bénéfice quelconque.

Nous avons fait en sorte d'expérimenter sur des sujets

arrivés à différentes périodes de la tuberculose. Qui ne sait qu'il est très difficile de trouver à la consultation gratuite de l'hôpital, des malades atteints de tuberculose pulmonaire au début ? Pouvant encore travailler avec des lésions assez avancées, ils attendent pour venir demander l'assistance du médecin et chercher un refuge à l'hôpital, d'avoir épuisé leurs dernières ressources. Aussi c'est surtout à des malades atteints de tuberculose au deuxième degré que nous avons fait respirer les vapeurs fluorhydriques.

Nous avons eu à soigner trois malades du dehors.

Nous le répétons : les résultats obtenus sont fort peu encourageants. Peut-être sommes-nous tombé sur une série malheureuse de malades ; toujours est-il que nos expériences sont loin d'avoir donné les résultats signalés par d'autres médecins et que nous en attendions nous-même.

VIII

D'une façon générale, le traitement par les inhalations est bien supporté par les malades et ne leur est nullement désagréable. Un seul d'entre eux n'a pu passer une séance dans la cabine sans être pris de nausées et de vomissements avec frissons et fièvre, immédiatement après en être sorti. Ce malade était atteint de tuberculose au premier degré et ne présentait aucune complication pouvant expliquer ce phénomène. Ses fonctions digestives s'accomplissaient normalement ; il avait peu de dyspnée et il semblait *a priori* qu'il se trouvât dans d'excellentes conditions pour bénéficier du traitement. Nous l'avons soumis aux inhalations à différentes heures de la journée, tantôt avant le repas, tantôt après ; nous nous sommes servi de solutions faibles, et toujours le malade s'est trouvé fort incommodé ; les matières vomies étaient empreintes d'une odeur très prononcée d'acide fluorhydrique ; les inhalations n'ont pu être continuées.

Chez presque tous nous avons eu à signaler au début du traitement un picotement du nez et des yeux, et un picotement de la gorge provoquant des accès de toux, mais ces phénomènes duraient peu.

Jamais nous n'avons constaté, à l'inverse du D\' Gilliard, chez aucun de nos malades de douleurs articulaires pendant toute la durée du traitement. Le Dr Gilliard a constaté en outre de la somnolence chez ses malades pendant qu'ils sont dans la cabine. Nous avons interrogé à notre tour nos malades qui nous ont dit ne pas éprouver ce symptôme ; nous pensons qu'on pourrait expliquer cette tendance au sommeil chez les sujets en expérience, par ce fait qu'ils sont assis et immobiles dans la cabine, qu'ils sont dans une demi-obscurité et ne peuvent se livrer à aucun travail actif.

Ce que nous avons constaté en premier lieu chez nos malades respirant les vapeurs fluorhydriques, en outre des phénomènes physiologiques comme le picotement du nez et de l'arrière-gorge, c'est le retour à l'appétit. Tous les expérimentateurs ont fait cette remarque, ce qui a fait dire à M. le professeur Lépine que l'acide fluorhydrique agit comme eupeptique. Nous ne dirons pas que ce retour à l'appétit se maintient pendant toute la durée du traitement, mais d'une façon générale il existe cependant ; il y a une sorte de stimulation des fonctions de la digestion, et ce fait est important à signaler si l'on songe que le malade pourra dès lors prendre des aliments qui lui permettront de lutter plus avantageusement contre la maladie.

Ce retour de l'appétit, que nous avons noté chez la plupart de nos malades, n'a pas dans tous les cas coïncidé avec la disparition des vomissements ; certainement nous avons vu ces vomissements diminuer parfois, mais au bout de quelques jours ils revenaient aussi fréquents que précédemment.

Dans aucun cas nous n'avons vu disparaître la diarrhée quand elle a existé, et toujours nous avons été obligé de recourir à l'emploi d'autres médicaments, comme l'acide lactique ou le bismuth administrés à l'intérieur. Dans quelques cas, les inhalations ont provoqué une diarrhée colliquative survenant vers le troisième ou le quatrième jour du traitement.

Les sueurs ont diminué dans certains cas de tuberculose au début ; mais nous ne les avons pas vues disparaître complètement. Jamais nous n'avons constaté la disparition de la fièvre qui a au contraire augmenté dans quelques cas.

Le poids du corps, quand il s'est accru, n'a eu qu'une augmentation peu sensible : 2 ou 3 livres au plus pendant un traitement de plusieurs semaines.

La dyspnée, quand elle s'amende, ce qui arrive parfois, est un des phénomènes qui s'amende le plus vite ; mais nous avons noté bien peu souvent la disparition de ce symptôme ; toujours nous avons vu nos malades gravir avec peine les escaliers les conduisant à la cabine.

La toux s'amende rarement et change rarement de caractères ; dans un certain nombre de cas nous avons été obligé de recourir aux calmants ordinaires pour que le malade pût reposer la nuit. La toux d'irritation que nous avons signalée au début des inhalations est un phénomène de peu de durée.

Nous n'avons pas remarqué que la laryngite des tuberculeux fût modifiée en quoi que ce soit : deux de nos malades ont même été atteints de laryngite pendant le traitement.

Les hémoptysies n'ont pas paru céder au traitement.

Dans un cas les inhalations ont paru même les provoquer.

Peut-on dire que l'expectoration soit modifiée et dans sa quantité et dans sa qualité? Nous ne le pensons pas. Dans certains cas nous avons bien constaté chez quelques malades une diminution des crachats, mais après cette période de mieux survenait une autre période où le malade expectorait beaucoup; d'ailleurs nous n'avons jamais vu les bacilles tuberculeux disparaître ; quant à leur diminution dans les crachats, nous pensons qu'il est difficile de l'apprécier ; car tous ceux qui se sont livrés à la recherche de bacilles savent parfaitement que souvent le même jour, plusieurs préparations de crachats d'un même malade, donnent en ce qui concerne la quantité de ces bacilles des résultats bien différents.

Quant aux lésions pulmonaires, nous ne les avons guère vues se modifier ; nous avons bien constaté chez quelques malades, arrivés à la période de ramollissement des tubercules, un déplacement des râles, mais on sait bien que l'auscultation d'un tuberculeux ne donne pas absolument le lendemain les résultats qu'elle a donnés la veille. Nous avons eu à noter dans un cas seulement des réparations locales, mais ce malade dont nous relaterons l'observation était un garçon de 16 ans. Dans plusieurs cas les lésions ont progressé.

L'examen du sang des malades fait à différentes époques du traitement par le procédé de M. Hayem, ne nous a donné, en ce qui concerne l'influence des inhalations, aucun résultat affirmatif.

Après ce court résumé des phénomènes observés chez les malades subissant le traitement par les inhalations d'acide fluorhydrique, nous pouvons nous demander si, à part le retour de l'appétit qui semble, lui, dû au médicament lui-même, les autres phénomènes tels que la diminution des sueurs, de la dyspnée, l'augmentation du poids du corps, ne sont pas dus simplement au repos des malades, qui n'ont plus à se livrer à un travail fatigant, se lèvent et se couchent quand ils veulent, se promènent dans le jardin, n'ont aucun souci de leur existence du lendemain, en un mot n'ont à supporter aucune fatigue physique ni intellectuelle. Si des expérimentateurs se sont montrés un peu optimistes, nous ne voulons pas qu'on puisse nous accuser à notre tour de pessimisme exagéré. Nous publions nos observations et chacun jugera.

OBSERVATIONS

OBSERVATION I

Ch..., Alfred, âgé de 35 ans, entre le 17 juillet à l'hôpital St-Antoine, salle Béhier, n° 25.

Antécédents héréditaires. — Nuls.

Antécédents personnels. — Rien à noter jusqu'à l'âge de 27 ans. A cette époque pleurésie droite.

Toujours depuis ce moment le malade a toussé, mais sans que sa toux l'empêchât de travailler.

Depuis 5 mois surtout Ch... se sent très faible ; il a peu d'appétit, maigrit ; peu de transpiration la nuit. Il tousse beaucoup ; son expectoration n'est pas très abondante, c'est à peine si on y découvre quelques crachats légèrement purulents. On y trouve cependant des bacilles.

A l'examen de la poitrine nous constatons, le jour de l'entrée à l'hôpital : de la submatité dans la fosse sus-épineuse droite avec quelques craquements secs et quelques craquements humides peu nombreux et très fins. En avant, du même côté, l'inspiration est rude.

Rien d'anormal au sommet du poumon gauche. Le malade a peu de dyspnée, pas de diarrhée, pas de fièvre. Poids 114 livres.

13 juillet. Première séance d'inhalations.

Le malade ne se trouve pas incommodé de l'atmosphère de la cabine.

Le 16. Pas de modifications à noter dans l'état du malade.

Le 23. Le malade a respiré avec plaisir les vapeurs fluorhydriques. Il respire mieux. Poids : 114.

Le 30. L'amélioration de l'état général continue. Poids : 115.

5 août. Même état.

Le 13. Les crachats sont moins abondants, que le jour de l'entrée à l'hôpital. La toux n'a pas diminué. L'appétit est meilleur. Les lésions pulmonaires ne se sont pas réparées. Poids : 114.

Le malade sort après un mois de traitement.

OBSERVATION II

D..., Jacques, 42 ans, boulanger, entre le 29 septembre 1888, à l'hôpital St-Antoine, salle Béhier, lit n° 27.

Antécédents héréditaires. — Mère morte de tuberculose pulmonaire.

Antécédents personnels. — Sa première maladie est une bronchite, contractée à l'âge de 22 ans. A cette époque, il a craché beaucoup de sang, à plusieurs reprises.

Il contracte, en Cochinchine, la dysenterie et la fièvre intermittente.

Il y a 18 mois environ, il a commencé à tousser et à cracher du sang. Il y a 4 mois, nouvelle affection pulmonaire, avec hémoptysies. Depuis ce moment, il maigrit, transpire la nuit, respire mal.

Il a fréquemment des vomissements après les quintes de toux. L'expectoration est abondante et muco-purulente. Les crachats contiennent des bacilles. Ni diarrhée, ni fièvre.

Examen de la poitrine. — Submatité dans la région sus-épineuse gauche ; sonorité normale en avant et du même côté.

Mêmes signes à droite.

On entend quelques craquements secs avec une respiration prolongée dans les fosses sus-épineuses, aux sommets des deux poumons. La respiration est normale dans le reste de la poitrine.

5 octobre. — Le malade commence le traitement par les inhalations. Le 1ᵉʳ jour, vomissements à la sortie de la cabine.

Les 3 jours suivants, le même phénomène se reproduit avec frissons et fièvre. Les heures des inhalations sont changées, ce qui n'empêche pas le même fait de se renouveler.

A trois reprises différentes, le malade a essayé le traitement, et jamais il n'a pu le supporter. Toujours il a eu des vomissements, avec des frissons assez intenses qui l'obligeaient à se coucher immédiatement.

Un autre traitement est institué.

OBSERVATION III

B...., Adolphe, 27 ans, employé de commerce, entre le 16 juillet 1888 à l'hôpital St-Antoine.

16 juillet 1889. *Antécédents héréditaires.* — Père mort de tuberculose pulmonaire.

Antécédents personnels. — Gourme quand il était tout jeune.

B... a toujours toussé ; à l'âge de 25 ans, c'est-à-dire il y a 2 ans, il a craché du sang pendant 21 jours de suite. A cette époque il toussait beaucoup ; jamais la toux ne l'a quitté depuis. Jamais il n'a eu de diarrhée, pas de transpiration la nuit.

Le jour de son entrée à l'hôpital, nous remarquons qu'il n'est pas très amaigri ; il a un peu d'appétit : digère assez bien ; constipation.

Il tousse beaucoup, sa toux est sèche ; il crache peu ; ses crachats sont légèrement purulents et contiennent des bacilles. Hémoptysie légère le jour de l'entrée, un peu de dyspnée.

A l'examen de la poitrine, nous constatons que tout le poumon droit est intact; la percussion y dénote un son normal, et la respiration s'y entend bien.

A gauche on constate une sonorité normale au-dessous de la clavicule, mais en arrière il existe dans la fosse sus-épineuse de la submatité manifeste avec quelques râles fins humides. Poids, 122 livres.

20 juillet. Première séance d'inhalations qui est bien supportée.

Le 24. Coliques avec diarrhée en sortant de la cabine.

Le 25. La diarrhée persiste. Les inhalations sont suspendues pendant 2 jours.

Le 28. La diarrhée se supprime d'elle-même.

4 août. L'appétit est le même. Poids, 122.

Le 8. Pas de modifications à signaler dans l'état du malade.

Le 16. État stationnaire.

Le 25. La toux diminue, diarrhée qui dure une journée.

2 septembre. L'appétit renait. La toux a diminué. Le malade crache toujours très peu. Les râles humides persistent toujours dans la fosse sus-épineuse gauche. Poids, 123.

Le 10. Même état.

Le 20. Poids, 122. Le malade ne veut plus continuer les inhalations. La toux seule s'est amendée pendant le traitement qui a duré 2 mois. Les lésions pulmonaires sont les mêmes que le jour de l'entrée.

OBSERVATION IV

L... Eugène, 37 ans, entre à l'hopital St-Antoine, salle Bazin, lit n° 1, le 25 juin 1888.

Antécédents héréditaires. — Nuls.

Antécédents personnels. — Il a eu sa première maladie au mois de décembre dernier, une affection de poitrine dont il ne peut préciser la nature. Toujours depuis ce moment il a beaucoup toussé; il a maigri considérablement depuis 3 mois (19 livres), l'appétit a disparu : il a perdu ses forces, la toux a augmenté peu à peu en même temps que l'expectoration, le sommeil est devenu difficile à cause de la toux, la dyspnée a empêché tout travail de la part du malade.

Le jour de son entrée à l'hôpital, L... est fatigué et amaigri ; son appétit est assez bon ; les fonctions digestives s'accomplissent normalement. Pas de diarrhée. L'expectoration est abondante et légèrement purulente. Les crachats contiennent des bacilles. La toux est opiniâtre. La dyspnée est grande. Sueurs la nuit.

L'examen de poitrine nous fait constater un peu de submatité dans la région sous-claviculaire droite, la respiration y est voilée.

Rien à gauche dans la région correspondante. En arrière et à droite, submatité très notable dans la fosse sus-épineuse. Quelques râles humides fins y sont perçus ainsi que dans la fosse sous-épineuse.

A gauche et en arrière, quelques craquements secs, avec une respiration rude dans la fosse sus-épineuse.

Le malade n'a jamais craché de sang.

Poids, 126 livres.

29 juillet. Première séance d'inhalations. Quelques quintes de toux en sortant de la cabine.

Le 4. Diarrhée colliquative.

Le 6. La diarrhée ne disparaît que parce que le malade a suspendu les inhalations.

Le 8. Plus de diarrhée. Respiration plus facile, moins de toux et moins d'expectoration. Le malade peut dormir. Poids, 127.

Le 14. Les sueurs ont disparu. Poids, 127.

Le 23. L'amélioration continue à se faire sentir dans l'état général du malade.

Le 28. Le malade se sentant beaucoup d'appétit, toussant moins, pouvant dormir, demande à quitter l'hôpital. Les crachats se sont peu modifiés. Ils contiennent des bacilles. Poids 127. Augmentation d'une livre après un traitement qui a duré 1 mois.

Les lésions pulmonaires sont restées stationnaires.

OBSERVATION V

W..., Mathias, 39 ans, journalier, entre le 30 mai 1888, à l'hôpital St-Antoine, salle Bazin, n° 17.

Antécédents héréditaires. — Nuls.

Antécédents personnels. — N'a jamais été malade avant le mois de novembre dernier. A cette époque il a eu une bronchite sérieuse qui a nécessité le repos au lit pendant quelque temps. Au mois de décembre il a eu de l'otite double suppurée. Jamais il n'a craché de sang. Son appétit n'a jamais diminué ; il a beaucoup de transpiration la nuit. Depuis lors il a une diarrhée assez rebelle.

Toux fréquente, surtout le soir.

L'expectoration est abondante ; on remarque quelques crachats purulents au milieu de beaucoup de salive. Bacilles tuberculeux. La dyspnée n'est pas très grande.

A l'examen de la poitrine, on constate à la percussion et à l'auscultation que le poumon droit est indemne.

A gauche, submatité au-dessous de la clavicule, avec inspiration saccadée dans la même région. En arrière, matité dans la fosse sous-épineuse et submatité dans la fosse sus-épineuse, craquements secs dans la fosse sus-épineuse. Quelques craquements humides fins, au niveau de la pointe de l'omoplate.

Le malade a de la fièvre le soir, 28°,4. Poids, 110 livres.

22 juin. Première séance d'inhalations. Elles sont bien supportées. T. 38°,5.

Le 23. Rien à signaler. T. 38°,2.

Le 30. L'appétit diminue un peu. La diarrhée continue (2 selles par jour)

7 juillet. Poids 112. Le malade a beaucoup d'appétit ; la toux n'est pas modifiée. T. 38°.

Le 14. Le malade, grâce à son appétit reprend des forces. Poids, 114. T. 37°,5.

Le 17. L'appétit a un peu diminué. L'expectoration est moins abondante ; les sueurs diminuent un peu. Poids, 116.

Le 23. Diarrhée reprend avec une nouvelle intensité.

Le 24. La diarrhée s'arrête. T. 38°.

Le 28. Les forces reprennent. Poids, 114.

4 août. Même état des poumons. L'état général est satisfaisant.

Le 12. Le malade demande à sortir.

Les signes stéthoscopiques sont les mêmes que le jour de l'entrée. En revanche l'état général est plus satisfaisant. La diarrhée n'est pas continue ; elle alterne avec de la constipation. Le sommeil est meilleur ; il y a plus d'appétit ; les sueurs persistent. Les crachats contiennent des bacilles.

Le malade a augmenté de 3 livres après une cinquantaine de séances d'inhalations.

Observation VI

B..., Léon, âgé de 31 ans, comptable, entre le 4 octobre 1888 à l'hôpital St-Antoine, salle Béhier, lit n° 21.

Antécédents héréditaires. — Mère morte phtisique. Une sœur est atteinte d'une affection de la poitrine ; il a perdu 4 frères morts tout jeunes.

Antécédents personnels. — Marié, sa femme est bien portante ; il a perdu un enfant âgé de 4 ans mort de méningite tuberculeuse.

A l'âge de 4 ans, scarlatine compliquée de diphtérie ayant nécessité la trachéotomie ; il porte encore actuellement la trace de l'opération.

Il n'a jamais été bien portant depuis cette époque ; vers l'âge de 10 ans, otite double suppurée.

Il a marché avec des béquilles jusqu'à l'âge de 12 ans par suite d'une ankylose coxo-fémorale du côté gauche survenue à la suite d'une chute. Atrophie du membre inférieur gauche.

B... s'est toujours enrhumé très facilement sous l'influence du moindre refroidissement.

A 18 ans, bronchite grave ayant nécessité le repos au lit pendant 5 semaines. Il y a 3 ans, nouvelle bronchite. Depuis un an surtout il se trouve très fatigué ; il tousse beaucoup ; depuis 3 mois il transpire la nuit ; il y a 2 mois il a eu une hémoptysie qui a duré un quart d'heure (environ 1/4 de verre de sang). Autre hémoptysie le lendemain ; il n'en a pas eu depuis ce moment.

A son entrée, B... est un peu amaigri, il a peu d'appétit, il digère mal, vomit quelquefois après le repas et après les quintes de toux. Il a des palpitations de cœur. Constipation habituelle, rarement diarrhée, sueurs la nuit.

La percussion et l'auscultation nous révèlent les signes suivants :

Submatité légère dans la fosse sus-épineuse, du côté gauche ; à droite la submatité n'existe également qu'en arrière, mais elle s'étend à la fosse sous-épineuse.

A gauche, dans la partie correspondant à la zone de matité, l'inspiration est rude, saccadée, l'expiration est prolongée. A droite, on entend dans la fosse sus-épineuse quelques craquements secs et dans la fosse sous-épineuse quelques craquements fins humides. Bacilles tuberculeux en très petite quantité.

Poids 102 livres.

8 octobre. B..., commence les inhalations.

Au bout de la 2ᵉ séance l'appétit revient.

Le 11. Appétit continue. Pas de coliques ni de diarrhée.

Le 13. Une légère hémoptysie.

Le 14. Nouvelle hémoptysie.

Inhalations suspendues pour 3 jours.

Le 17. Plus d'hémoptysies. L'appétit continue. Poids, 102. Céphalalgie à sa sortie de la cabine.

Le 18. La toux est la même ; l'expectoration diminue. Bon appétit. Constipation. A l'auscultation de la poitrine les lésions sont les mêmes que le jour de l'entrée à l'hôpital.

Le 20. La dyspnée diminue.

Le 22. Diminution de l'appétit. Diarrhée.

Le 25. La dyspnée et les sueurs diminuent. Poids, 103.

Le 28. Même état. Mal de tête en sortant de la cabine.

3 novembre. Mêmes signes à l'auscultation.

Le 6. Amélioration de l'état général. Le malade se sent plus fort. Poids, 104.

Le 8. Les craquements humides perçus dans la fosse sous-épineuse droite s'étendent maintenant dans la fosse sus-épineuse. Du côté gauche la respiration se rapproche beaucoup de la normale. Poids, 104.

Exeat.

Le malade continue à venir du dehors, respirer les vapeurs fluorhydriques ; l'appétit continue ; la dyspnée diminue, les sueurs reviennent. Amélioration de l'état général.

Dès que le malade ne se soumet plus aux inhalations il perd l'appétit et vomit quelquefois après les repas.

A partir du 25 novembre nous n'avons pas revu le malade ; son état général était satisfaisant. Appétit normal. Peu ou pas de dyspnée.

Les lésions pulmonaires étaient, en revanche, à peu près les mêmes. Poids, 105.

OBSERVATION VII

M..., Léon, âgé de 23 ans, maçon, entré le 9 juillet 1888, à l'hôpital St-Antoine, salle Béhier, lit n° 28.

Antécédents héréditaires. — Nuls.

Antécédents personnels. — Bonne santé habituelle jusqu'en 1886. Il y a 2 ans, fluxion de poitrine qui a duré six semaines et dont il n'a jamais guéri. Toujours en effet depuis cette époque M... a toussé ; mais depuis deux mois surtout il tousse davantage ; jamais il n'a craché de sang ; il a maigri de 15 livres dans l'espace de quelques semaines ; il transpire abondamment la nuit, l'appétit est assez bon, pas de diarrhée.

Quand le malade se présente à nous, nous le trouvons fort, bien constitué : il ne paraît pas malade ; pourtant il tousse beaucoup : sa toux est quinteuse et le fatigue ; il crache peu : ses crachats sont verdâtres, muco-purulents, déchiquetés, nummulaires ; quelques-uns sont striés de sang ; ils contiennent des bacilles. Il se plaint d'un point de côté sous le mamelon droit.

A l'examen de la poitrine, on constate que la sonorité est normale au sommet de la poitrine en avant. La respiration y est également normale.

En arrière, il y a de la submatité dans la fosse sus-épineuse droite. La respiration y est rude, soufflante ; on y distingue quelques râles humides très fins. A gauche, dans la région correspondante, la respiration est rude et l'expiration prolongée.

L'estomac est un peu dilaté.

Alcoolisme manifeste.

Ce malade ne respire que pendant 15 jours les vapeurs fluorhdriques. Il s'en trouve bien, il trouve qu'il a plus d'appétit ; la toux n'est pas modifiée. L'expectoration est un peu moins abondante, les sueurs ont un peu diminué, les signes stéthoscopiques sont les mêmes que le jour où il a commencé le traitement.

Le poids du malade a augmenté d'une livre.

OBSERVATION VIII

M..., ébéniste, 30 ans, vient du dehors respirer les vapeurs fluorhydriques.

Antécédents héréditaires. — Parents morts d'affection de la poitrine. Une sœur également morte phtisique.

Antécédents personnels. — Marié, pas d'enfants.

Il est malade depuis 8 ans. Il y a 8 ans il a commencé à tousser ; jamais il n'a dû garder le lit, mais toujours il a été très faible. Il a eu à différentes reprises de légères hémoptysies. Amaigrissement depuis un an surtout. Sueurs profuses la nuit. Perte de l'appétit, vomissements alimentaires. Dyspnée intense.

L'examen de la poitrine, quand nous le voyons pour la première fois, révèle les signes suivants :

Submatité en avant aux deux sommets, au-dessous de la clavicule. Matité en arrière à droite s'étendant jusqu'à la pointe de l'omoplate. A gauche, submatité dans la fosse sus-épineuse. La respiration est rude, en avant, aux deux sommets surtout à droite. En arrière, craquements humides perçus dans toute la zone de matité à droite. A gauche, expiration très prolongée avec quelques craquements secs.

La toux empêche le malade de reposer la nuit. L'expectoration est abondante. Crachats muco-purulents. Bacilles tuberculeux dans les crachats. Une dyspnée très intense empêche le malade de travailler. Il vomit après chacun de ses repas. Poids, 109 livres.

22 juin. Première séance d'inhalations. Douleurs dans le côté droit à la sortie de la cabine.

Le 23. L'appétit n'est pas encore revenu. Vomissements alimentaires, légère hémoptysie.

Le 25. État stationnaire, pas d'amélioration.

Le 30. L'appétit ne revient pas, les forces diminuent de jour en jour.

7 juillet. L'appétit est revenu, les vomissements diminuent. L'expectoration est la même comme quantité et comme nature. Poids, 110.

Le 15. L'appétit continue, les crachats ont un peu diminué de quantité. L'haleine est très fétide. La dyspnée est la même. Les sueurs persistent toujours. Poids, 109.

Le 18. L'état général s'améliore. Mêmes signes stéthoscopiques que le 1er jour du traitement.

Le 25. Amélioration continue. La toux s'amende dans le courant de la journée. Poids, 111.

1er août. Appétit excessif ; dès que le malade manque une des séances d'inhalations, il vomit son déjeuner et son diner.

Le 7. Les lésions pulmonaires semblent rester stationnaires. Poids, 110.

Le 15. Même état.

Le 23. La dyspnée s'amende un peu ; les crachats semblent un peu moins purulents. Poids, 110.

Le 31. Appétit considérable. Le malade se sent mieux ; cependant il ne peut encore travailler.

6 septembre. Même état. Poids, 110.

Le 15. Même état. Poids, 109.

Le 23. La dyspnée revient, la toux est plus fréquente.

Le 25. Le malade ne se rend plus dans la cabine.

Il a respiré les vapeurs fluorhydriques pendant 3 mois. Son état général est un peu plus satisfaisant, il a de l'appétit, mais la dyspnée et la toux qui avaient paru céder au traitement sont revenues. Le poids du corps est le même que le jour de l'entrée. Les lésions pulmonaires ont progressé à gauche où on entend maintenant en avant et en arrière, au sommet, des craquements humides assez nombreux.

OBSERVATION IX

Le nommé H..., Eugène, célibataire, âgé de 23 ans, entré à l'hôpital St-Antoine, salle Bazin, lit n° 11, le 11 avril 1888.

Antécédents héréditaires. — Nuls.

Antécédents personnels. — A eu à deux ou trois reprises les fièvres intermittentes dans le jeune âge.

A l'âge de 14 ans, à la suite d'une chute il lui est survenu une déviation de la colonne vertébrale.

Il a été réformé au conseil de revision.

Constitution très faible. Dyspnée survenant facilement.

Ce n'est qu'il y a deux ans qu'à la suite d'un refroidissement H..., a commencé à tousser. Cette toux n'a, depuis cette époque, jamais disparu. Pas d'hémoptysie. L'année dernière il a commencé à maigrir; peu à peu les forces ont diminué, les sueurs sont apparues et le malade se sentant de plus en plus faible, trouvant tout travail fatigant, est entré à l'hôpital.

Le malade présente une saillie en arrière des vertèbres dorsales formant une gibbosité très prononcée. Tout le thorax a obéi à la même déformation ; le sternum est également très bombé et forme une vraie gibbosité antérieure. Le cœur est refoulé à droite.

Le malade n'est pas très amaigri, il a de l'appétit, digère assez bien. Il n'a pas de diarrhée. Il tousse beaucoup surtout le matin au lever et le soir dès qu'il est au lit. Les crachats sont muco-purulents. Ils contiennent des bacilles tuberculeux.

A la percussion, on note de la submatité aux 2 sommets de la poitrine en avant et de la matité en arrière. Cette matité est limitée aux fosses sous-épineuses. On entend aux 2 sommets, en avant et en arrière, des craquements secs et des craquements humides, ces derniers surtout localisés à droite au niveau de l'angle de l'omoplate. On entend également dans toute l'étendue de la poitrine quelques râles sibilants et ronflants. Ce qui fatigue surtout le malade c'est la dyspnée; il est très essoufflé quand il monte un escalier.

1er août. Après quelques mois de séjour dans le service, le malade commence à subir les inhalations. Il les supporte bien. Poids, 105 livres.

Le 5. L'appétit semble meilleur, un peu de toux quinteuse après chaque séance.

Le 10. Même état.

Le 15. Même état. Les crachats semblent diminuer de quantité. Légère diminution des sueurs.

Le 22. Mêmes lésions pulmonaires si l'on en juge par la percussion et l'auscultation. Poids, 106.

Le 30. Rien à noter; les sueurs ne s'amendent guère.

5 septembre. Les craquements humides se sont déplacés ; ils sont manifestés au-dessous de la clavicule droite. Léger point de côté à droite. Poids, 105.

Le 10. La dyspnée est toujours aussi forte. Le malade mange bien. Tousse toujours. Crachats contiennent toujours des bacilles.

Le 15. Le malade a une diarrhée qui cesse sous l'influence du bismuth. L'appétit a diminué. Vomissement après dîner. Poids , 105 livres.

Le 22. L'appétit est revenu. La dyspnée continue. Mêmes signes stéthoscopiques. Les crachats sont toujours purulents.

Les sueurs ne sont pas continues.

Le 29. Même état, un peu de fièvre le soir.

3 octobre. Même état. Plus de fièvre, le malade mange bien.

Le 9. Étant resté 3 jours sans respirer les vapeurs fluorhydriques, le malade digère moins bien et nous demande à continuer le traitement. Poids, 104.

Le 15. Les craquements humides sont plus nombreux à gauche ; ils s'entendent en avant et en arrière au sommet. Toujours des sueurs la nuit.

Le 23. La dyspnée continue.

Le 30. Même état. Bacilles dans les crachats.

7 novembre. Même état. Poids, 105.

Le 15. Le malade se plaint d'un point de côté assez violent à droite ; une application de teinture d'iode enlève la douleur. L'appétit se maintient à peu près, sueurs un peu amendées.

Le 22. Les lésions pulmonaires s'étendent maintenant à droite au-dessus de la pointe de l'omoplate. Crachats mucopurulents. Bacilles tuberculeux. Poids, 104.

Le 30. Le malade n'est pas plus robuste que le jour de l'entrée ; cependant il sent que les inhalations entretiennent son appétit.

7 décembre. Même état.

Le 15. Un vomissement après le déjeuner. Poids, 103.

Le 28. Les lésions ne semblent pas avoir progressé depuis le dernier examen stéthoscopique.

Le 30. Même état. Poids, 104.

5 janvier. Quelques filets de sang dans les crachats.

La dyspnée est la même. L'appétit est à peu près normal. La toux ne s'est pas modifiée depuis longtemps.

Le 12. Le malade nous dit que les inhalations lui donnent de l'appétit ; s'il manque une séance il prétend qu'il se trouve plus mal. Poids, 104.

Le 20. Les râles humides sont de plus en plus nets, l'expectoration est plus franchement purulente. Le malade mange bien. Le poids du corps reste le même. Le malade est quelquefois 8 jours sans avoir de sueurs pendant le sommeil.

1er février. Même état. Bacilles dans les crachats.

Nous n'avons pas, depuis cette époque, suivi le malade qui a pourtant continué à respirer les vapeurs flluorhydriques ; nous l'avons interrogé et ausculté. Il a suivi 260 séances d'inhalations. Il mange toujours bien, dort bien ; mais sa dyspnée est la même que le jour d'entrée. Il n'a pas eu de diarrhée depuis longtemps. Il se sent moins fort également que le jour où nous l'avons vu pour la première fois ; il nous dit que s'il ne suivait pas le traitement par l'acide fluorhydrique il serait encore moins robuste. Il y a eu de l'amaigrissement puisque maintenant il ne pèse plus que 97 livres.

OBSERVATION X

S..., âgé de 50 ans, journalier, entre à l'hôpital Saint-Antoine, salle Béhier, lit n° 29, le 1er mars 1888.

Antécédents héréditaires. — Une sœur morte il y a 3 ans de tuberculose pulmonaire.

Antécédents personnels. — Jamais S... n'a été bien portant, mais cependant il n'a jamais fait de maladie sérieuse. Vers le milieu de décembre 1887 il a commencé à tousser et à maigrir ;

les forces ont diminué peu à peu depuis cette époque ; jamais il n'a craché de sang ; depuis quelques mois il manque complètement d'appétit. Il transpire un peu la nuit, mais cette transpiration n'est pas continue.

Au moment de son entrée à l'hôpital, le malade est maigre, émacié. Il n'a pas d'appétit ; il digère bien ce qu'il mange, pas de diarrhée.

Toux assez fréquente. Expectoration muco-purulente assez abondante. Bacilles dans les crachats qui sont striés de sang. Peu de dyspnée.

Examen de la poitrine. — On constate au sommet des poumons, en avant, de la submatité, et en arrière, de la matité dans les fosses sus-épineuses. La sonorité est exagérée aux deux bases.

On entend, à l'auscultation, au sommet du poumon droit, des craquements humides en arrière dans la zone de matité.

A droite, en avant, la respiration s'entend mal ; on entend en arrière, dans la fosse sus-épineuse, quelques craquements humides, mais moins nombreux qu'à droite.

Le malade est en outre emphysémateux.

Pas d'appétit ; la fièvre atteint 38°,8.

Le malade a un eczéma chronique de la face.

Depuis le jour de son entrée à l'hôpital jusqu'à celui où il commence le traitement par les vapeurs fluorhydriques, l'état du malade est à peu près le même. Il y a un peu d'amélioration dans l'état général et les signes stéthoscopiques se modifient un peu. A gauche et en avant, au-dessous de la clavicule, la respiration est humée. Nous avons eu à constater 4 ou 5 hémoptysies légères. L'expectoration est moins abondante. La fièvre a disparu.

1ᵉʳ juillet. Première séance d'inhalations. Poids, 112.

S... supporte bien le traitement.

Le 4. Pas de changement dans l'état général du malade.

Le 8. L'appétit augmente un peu. La toux a un peu diminué. Poids, 111.

Le 14. L'appétit est très bon, moins de toux, moins d'expectoration, un peu de diarrhée. Poids, 113.

Le 23. L'amélioration continue.

Le 28. Appétit excellent, la toux revient, une hémoptysie. Poids, 116.

4 août. L'examen de la poitrine nous donne les mêmes signes stéthoscopiques qu'au début du traitement.

Le 15. Point de côté à gauche, les sueurs reviennent de temps en temps. Poids, 115.

Le 25. État général satisfaisant ; la dyspnée qui était peu intense n'a pas diminué.

1er septembre. L'expectoration est moins abondante, la toux ne change pas de caractères, les lésions pulmonaires ne progressent pas, mais ne se réparent pas. Poids, 117.

Le 15. Le malade se sent plus fort, hémoptysie. Poids, 117.

Le 25. Même état.

5 octobre. L'appétit a un peu diminué. Névralgie intercostale à gauche. La toux a un peu augmenté. Poids, 116.

Le 15. Les crachats contiennent plus de salive, ils sont moins purulents.

Le 25. Les lésions pulmonaires semblent rester stationnaires. Pas de nouveaux signes à l'auscultation de la poitrine. Poids, 117.

2 novembre. L'expectoration a augmenté. Les crachats sont hémoptoïques. Dyspnée assez forte.

Le 10. État stationnaire.

Le 22. État stationnaire.

1er décembre. Les lésions pulmonaires se sont accrues Les râles humides sont plus gros et plus nombreux des deux côtés de la poitrine. La toux est plus fréquente. Les crachats sont moins abondants, mais plus purulents. Poids, 116.

Le 7. Douleurs thoraciques au niveau de la clavicule droite. La respiration est toujours humée au-dessous de la clavicule gauche. L'appétit a diminué.

Le 15. L'appétit n'est pas revenu. L'état général n'est pas bien satisfaisant.

Le 25. Même état.

Le 31. Le malade demande à ne plus respirer les vapeurs fluorhydriques qui, dit-il, ne l'ont pas guéri, puisqu'il tousse autant, puisque son expectoration ne s'est pas modifiée et que son appétit, qui était revenu, vient de disparaître encore une fois. Poids, 116. Le traitement a duré 5 mois.

Le poids du malade a augmenté de 4 livres. Les lésions, loin de se réparer, se sont un peu accrues. Les crachats contiennent des bacilles.

Examen du sang (1).

1er juillet. Teinte n°5 avec 4^{mm3}.

$N = 4\,495\,000.$
$R = 3\,324\,459.$
$G = 0,73.$

15 septembre. Teinte n°5 avec 4^{mm3}.

$N = 4\,433\,000.$
$R = 3\,324\,459.$
$G = 0,75.$

3 novembre. Teinte n°5 avec 4^{cm3}.

$N = 4\,526\,000.$
$R = 3\,324\,459.$
$G = 0,73.$

31 décembre. Teinte n°5 avec 4^{mm3}.

$N = 4\,621\,000.$
$R = 3\,324\,459.$
$G = 0,70.$

(1) N = Nombre de globules par millimètre cube de sang.

R = Valeur en hémoglobine du nombre des globules contenus dans un millimètre cube du sang examiné.

G = Valeur en hémoglobine de chaque globule.

OBSERVATION XI

M..., Pierre, boulanger, 40 ans, entre à l'hôpital St-Antoine,
salle Bazin, lit n° 19, le 13 août 1888.

Antécédents héréditaires. — Nuls.

Antécédents personnels. — Rougeole et scarlatine dans le
bas âge. Gourme qui a persisté jusqu'à l'âge de 8 ans. A l'âge
de 23 ans, érysipèle de la face et du cuir chevelu.

M... a toujours toussé, mais il attribue cela à sa profes-
sion.

A l'âge de 35 ans, fluxion de poitrine qui a duré 3 mois. Il a
toujours été malade depuis cette époque. Depuis 8 mois surtout
il tousse beaucoup, maigrit, mange peu, digère mal et a beaucoup de dyspnée. Il transpire un peu la nuit, crache beaucoup ;
ses crachats ne contiennent jamais de sang.

Vomissements parfois après les quintes de toux.

Le jour de son entrée à l'hôpital, le malade est très fatigué,
très amaigri, il nous dit qu'il dort peu, il n'a pas d'appétit, les
selles sont régulières.

Il tousse beaucoup, son expectoration est abondante ; les crachats sont purulents ; ils contiennent beaucoup de bacilles.

A l'examen de la poitrine nous constatons en avant, de la submatité, aux deux sommets du poumon, surtout prononcée à
gauche.

En arrière, matité aux deux sommets, surtout à gauche.

A l'auscultation, on entend, à gauche, en avant et en arrière,
des craquements humides ; on ne les entend pas au-dessous de
l'angle de l'omoplate.

Mêmes signes perçus à droite, les craquements humides sont
moins nombreux.

Poids, 108 livres.

Le 17. Première séance d'inhalations.

Toux spasmodique en sortant de la cabine.

Le 20. Coliques avec diarrhée qui persistent pendant 2 jours et disparaissent spontanément.

Le 25. Appétit revient un peu. Hémoptysie légère.

Le 30. Retour complet de l'appétit. Les crachats contiennent toujours des filets de sang. Poids, 107.

10 septembre. Aucune modification à noter dans la toux ni dans l'expectoration, ni dans la dyspnée.

Le 19. Aucune modification dans les signes perçus à l'auscultation de la poitrine. Diarrhée. Poids, 107.

Le 21. La diarrhée s'arrête d'elle-même. Appétit.

Le 28. La toux diminue un peu, l'expectoration est la même, les crachats sont hémoptoïques. Poids, 108.

6 octobre. Le malade mange avec appétit ; mais la toux, qui s'était amendée, reparaît aussi intense et empêche le malade de dormir. Hémoptysie légère.

Le 15. Même état.

Le 25. Un peu d'amélioration dans l'état général.

3 novembre. Hémoptysie assez abondante, le malade ne retirant aucun bénéfice du traitement ne veut plus le continuer.

Il y a eu au début du traitement, qui a duré 2 mois 1/2, un retour de l'appétit ; mais cela n'a pas suffit pour permettre aux lésions pulmonaires de se réparer.

M... n'avait jamais craché de sang avant d'entrer à l'hôpital.

Examen du sang :

17 août. Teinte n° 4 avec 4^{mm3}.

$$N = 4\,619\,000.$$
$$R = 3\,047\,421.$$
$$G = 0,65.$$

30 août.   Teinte n° 4 avec 4^{cc3}.

                  $N = 4\,030\,000$.
                  $R = 3\,047\,421$.
                  $G = 0,75$.

20 septembre. Teinte n° 3 avec 4^{cc3}.

                  $N = 3\,999\,000$.
                  $R = 2\,770\,383$.
                  $G = 0,69$.

10 octobre.   Teinte n° 3 avec 4^{cc3}.

                  $N = 3\,968\,000$.
                  $R = 2\,770\,383$.
                  $G = 0,69$.

3 novembre.   Teinte n° 3 avec 4^{cc3}.

                  $N = 3\,875\,000$.
                  $R = 2\,770\,383$.
                  $G = 0,70$.

OBSERVATION XII

Ch..., Jean, 31 ans, tisseur, entre le 18 juillet 1888 à l'hôpital St-Antoine, salle Bazin, lit n° 10.

Antécédents héréditaires. — Mère morte asthmatique, une sœur scrofuleuse.

Antécédents personnels. — Il a eu, à l'âge de 9 ans, la fièvre scarlatine.

A été réformé en 1870 pour laryngite chronique tuberculeuse.

Ch... a toujours été sujet à s'enrhumer l'hiver; il y a 8 ans qu'il tousse.

Ce n'est que l'année dernière qu'il a interrompu son travail pour faiblesse générale.

Pendant 4 mois 1/2 il a vomi ses aliments après le repas. Il a eu aussi quelques vomissements après les quintes de toux.

Amaigrissement assez prononcé depuis un an. Jamais il n'a eu d'hémoptysie, ni de transpiration la nuit.

A son entrée à l'hôpital il a peu d'appétit; il n'a plus de vomissements alimentaires, mais sa toux est fréquente et opiniâtre, surtout le matin. L'expectoration est assez abondante. Les crachats sont nettement purulents; ils contiennent des bacilles. Il y a un peu de dyspnée.

A l'examen de la poitrine nous constatons : au sommet du poumon droit, en avant, submatité et en arrière matité dans la fosse sus-épineuse. En avant, la respiration est soufflante; on entend quelques râles humides; en arrière, râles humides nombreux et plus gros qu'en avant.

A gauche, en avant, résonance normale au-dessous de la clavicule, respiration humée; en arrière submatité avec une respiration saccadée et rude dans la fosse sus-épineuse.

Poids, 124 livres. Pas de fièvre.

22 juillet. Première séance d'inhalations. Un peu de toux spasmodique en sortant de la cabine.

Le 26. Coliques avec diarrhée durant 1 jour et disparaissant sans médicaments.

5 août. Le malade tousse autant, mais il respire mieux; les crachats sont aussi abondants et ont le même aspect. Poids, 124.

Le 12. État stationnaire. Poids, 126.

Le 18. Il y a un peu d'amélioration. L'appétit est un peu revenu. Poids, 126.

Le malade sort sur sa demande.

La toux est toujours la même. L'expectoration n'est nullement modifiée; crachats purulents avec salive qui contiennent des bacilles. Les craquements humides au sommet droit persistent toujours, surtout en arrière.

En résumé, augmentation de 2 livres dans le poids du corps après 28 séances d'inhalations.

Observation XIII

V..., Léon, 33 ans, entre le 4 juillet 1888 à l'hôpital St-Antoine, salle Bazin, lit n° 3.

Antécédents héréditaires. — Nuls.

Antécédents personnels. — N'a jamais fait de maladie sérieuse. Il a toujours toussé.

Depuis 3 mois surtout il se sent très faible, il mange peu, maigrit beaucoup, tousse surtout le matin ; crache beaucoup ; pas d'hémoptysies.

Le jour de son entrée à l'hôpital nous constatons qu'il est amaigri ; le faciès est fatigué, il a de la dyspnée, ses crachats sont verdâtres, purulents ; ils contiennent des bacilles. Peu d'appétit.

A l'examen de la poitrine, on constate, en avant, au-dessous des clavicules, une sonorité normale à la percussion ; l'auscultation fait entendre à droite une inspiration rude, saccadée et une expiration prolongée. La respiration est normale à gauche.

En arrière, à droite, matité dans les fosses sus et sous-épineuses. Râles humides très nets à l'auscultation. A gauche, submatité dans la fosse sus-épineuse, et craquements secs perçus à l'auscultation.

13 juillet. Première séance d'inhalations. Poids, 113 livres. Le malade peut à peine supporter l'atmosphère de la cabine.

Le 15. L'expectoration est plus abondante, dyspnée très grande.

Le 18. Appétit, diarrhée. Poids, 113.

Le 20. La diarrhée persistant, le malade prend du sous-nitrate de bismuth.

Le 23. Le malade mange bien, il ne respire pas mieux qu'au début du traitement. Poids, 115.

Le 28. La transpiration a augmenté en même temps que la

toux, la dyspnée ne s'amende pas. Mêmes lésions pulmonaires que le jour de l'entrée.

4 août. État général peu satisfaisant.

Le 10. Le malade pèse 114 livres. Ne se trouvant pas amélioré, il ne veut plus continuer le traitement. A l'auscultation des poumons, on retrouve, après un mois de traitement, les mêmes signes que le jour de l'entrée à l'hôpital. Bacilles dans les crachats.

OBSERVATION XIV

D..., Alexandre, 53 ans, coutelier, entre à l'hôpital St-Antoine salle Béhier, lit n° 27, le 14 juin 1888.

Antécédents héréditaires. — Nuls.

Antécédents personnels. — D... a toujours toussé depuis son jeune âge, mais jamais il n'a fait de maladies sérieuses jusqu'à l'âge de 35 ans. A cette époque, sous l'influence d'un refroidissement la toux a augmenté, une hémoptysie assez forte l'a obligé à garder le lit.

Tumeur blanche du coude soignée il y a 3 ans à l'hôpital St-Louis. Résection. A ce moment le malade toussait beaucoup. C'est surtout depuis 1 mois que la toux a considérablement augmenté en même temps que l'expectoration est devenue plus abondante. Plus d'appétit, vomissements alimentaires, sueurs la nuit. Amaigrissement.

Le malade est très faible quand il entre à l'hôpital. Ses crachats contiennent des bacilles ; il est très oppressé.

Examen de la poitrine. — Un peu de submatité à gauche dans la région sous-claviculaire, respiration humée. Quelques sibilances et quelques craquements humides.

A droite et en avant, percussion normale, râles humides pendant l'inspiration, quelques râles sibilants fugaces.

En arrière, matité aux deux sommets ; cette matité s'étend jusqu'à la pointe de l'omoplate ; râles humides des deux côtés dans les régions sus et sous-épineuses ; ces râles sont surtout nombreux à gauche. Tympanisme à la partie moyenne du poumon gauche. râles sibilants et ronflants dans toute l'étendue de la poitrine.

La respiration est un peu voilée aux bases.

Les crachats sont très purulents, un peu striés de sang. La toux est continue. La dypsnée est grande. Poids : 105.

27 juin. Le malade commence à respirer les vapeurs fluorhydriques. Il continue le traitement jusqu'à la fin de juillet. Il n'en a retiré aucun bénéfice ; il y a eu par intermittence des améliorations dans l'état général, mais les lésions pulmonaires se sont étendues et ont envahi presque toute l'étendue des deux poumons. Le malade a perdu 4 livres. L'appétit n'est jamais revenu complètement, comme chez les autres malades qui ont suivi le traitement.

Observation XV

H..., Éléonore, 24 ans, couturière, entre le 1er octobre 1888, à l'hôpital St-Antoine, salle Moiana, lit n° 20.

Antécédents héréditaires. — Mère morte phtisique, à l'âge de 42 ans.

Antécédents personnels. — Pas de strume dans l'enfance. Réglée à 13 ans, très irrégulièrement. Pas de maladie jusqu'à l'âge de 22 ans ; il y a 2 ans, elle a eu une affection de poitrine qui a duré 3 mois. Jamais elle ne s'est bien rétablie, et a toujours toussé depuis cette époque. Depuis 4 mois, elle tousse davantage, elle a beaucoup maigri ; elle a des sueurs la nuit ; elle ne peut se livrer à aucun travail sans être très essoufflée. Trois jours avant son entrée à l'hôpital, elle est prise de diarrhée.

Quand nous l'examinons, le 1er octobre, la malade est pâle, fatiguée, très maigre ; elle est très oppressée. L'appétit manque complètement ; elle vomit tout ce qu'elle prend comme nourriture ; diarrhée intense (6 selles par jour, en moyenne).

Toux fréquente et quinteuse. Expectoration peu abondante, muco-purulente ; les crachats contiennent des bacilles. Fièvre le soir, 38°,5.

L'auscultation du cœur nous révèle un bruit de souffle anémique.

A l'examen de la poitrine, on constate de la submatité aux deux sommets, en avant et en arrière. En avant et à droite, la respiration est rude et saccadée. En avant et à gauche, on entend quelques craquements secs. En arrière et à droite, craquements secs, limités à la fosse sus-épineuse. A gauche, craquements humides, assez nombreux dans la fosse sus-épineuse. Poids, 84 livres.

5 octobre. Première séance d'inhalations.

La malade les supporte bien.

Le 6. La fièvre s'est élevée. T. 38°,8.

Le 10. Pas d'amélioration. Chaque soir la malade a beaucoup de fièvre, la diarrhée ne cède pas au traitement. On prescrit du bismuth.

Le 11. La diarrhée continue. T. 38°,7. Poids, 82.

Le 13. La malade tousse beaucoup, son état est le même que le jour de l'entrée. Une nouvelle potion au bismuth arrête la diarrhée.

Le 16. Le mal de gorge est très douloureux, et l'empêche de prendre des aliments.

Le 17. Les inhalations sont continuées. T. 39°.

Le 18. On suspend les inhalations. La température baisse un peu ; la malade souffre moins de la gorge, elle peut prendre un peu de nourriture. Poids, 80.

Le 19. T. 38°,2. La malade est très enrouée.

Le 20. L'état général est très mauvais ; la fièvre continue ; la toux est la même. Névralgie intercostale à droite. Les lésions pulmonaires progressent. On entend des craquements humides au sommet droit, en avant et en arrière.

A partir de ce moment, la malade ne veut plus respirer les vapeurs fluorhydriques. Elle meurt un mois après. Elle avait une dysphagie intense, provoquée par sa laryngite tuberculeuse.

En résumé : les inhalations ont déterminé une augmentation de la fièvre. La laryngite tuberculeuse est survenue dans le cours du traitement.

OBSERVATION XVI

C..., Félicie, âgée de 25 ans, fille de salle, entre le 1ᵉʳ octobre 1888, salle Moiana, lit n° 6.

Antécédents héréditaires. — Son père tousse depuis long temps. Mère morte phtisique.

Antécédents personnels. — Un enfant mort tout jeune. Oreillons à l'âge de 7 ans. Pas de traces de strume. Réglée à l'âge de 15 ans, puis arrêt des règles pendant 3 mois. Nouvel arrêt jusqu'à l'âge de 17 ans.

A l'âge de 16 ans, elle a eu les fièvres intermittentes.

A l'âge de 18 ans, première bronchite qui a duré 3 mois. Toujours depuis cette époque la malade a toussé. Elle n'a jamais craché de sang.

Soignée pour périmétrite il y a 3 ans. Elle s'aperçoit depuis un mois qu'elle maigrit, qu'elle transpire la nuit. Les digestions sont pénibles, elle vomit quelquefois après une quinte de toux. Pas de vomissements alimentaires. Elle a de l'appétit. Constipation habituelle.

A son entrée, elle tousse beaucoup le matin au lever ; l'expectoration est peu abondante et muco-purulente. Bacilles dans les crachats. Peu de dyspnée.

A l'examen de la poitrine, nous constatons qu'en avant, des deux côtés, la percussion est normale ; la respiration est un peu soufflante à gauche, rien d'anormal à droite.

En arrière, matité manifeste aux deux sommets. Craquements humides s'étendant des deux côtés presqu'à la pointe de l'omoplate. Quelques râles ronflants disséminés dans toute l'étendue de la poitrine.

La malade présente de l'hémianesthésie de tout le côté gauche du corps. Anesthésie pharyngée.

La compression des ovaires est douloureuse. Poids, 83 livres.

4 octobre. 1re séance d'inhalations bien supportée.

Le 8. Aucun changement dans l'état de la malade.

Le 12. Même état.

Le 14. Sortie de la malade qui ne veut plus continuer le traitement.

Dix séances seulement qui n'ont pu donner de résultats.

OBSERVATION XVII

H..., Joseph, âgé de 42 ans, sculpteur, entre le 12 juin 1888, à l'Hôpital St-Antoine, salle Béhier, lit n° 25.

Antécédents héréditaires. — Frères et sœurs morts jeunes.

Antécédents personnels. — Santé bonne jusqu'à l'âge de 25 ans ; pas de rhume, pas d'affection de poitrine.

A l'âge de 25 ans, pendant la campagne de 1870, il a eu la poitrine traversée par une balle ; le projectile est entré en avant à environ 0,04 centimètres au-dessous de la clavicule, sur la paroi antérieure du creux axillaire du côté gauche, a traversé le poumon obliquement, pour sortir du même côté, tout près de la colonne vertébrale ; hémoptysies assez fréquentes à la suite de cette blessure.

A l'âge de 26 ans, ictère catarrhal ayant duré quelques jours seulement.

A l'âge de 29 ans, il a eu brusquement au milieu d'une bonne santé apparente, sans tousser, une hémoptysie considérable. Rien à signaler jusqu'à l'âge de 32 ans. Pas de rhume, pas de toux ; à cette époque, nouvelle hémoptysie aussi brusque et aussi considérable que la première.

Arrêt de l'hémoptysie, un peu de faiblesse consécutive.

3e hémoptysie à l'âge de 34 ans ; mais, cette fois, l'hémorrhagie n'est pas aussi considérable que les deux précédentes. A ce moment, il toussait un peu.

4ᵉ hémoptysie, à l'âge de 34 ans ; cette fois encore il dut garder le repos au lit. A ce moment il ne toussait plus.

Ce n'est qu'au mois de septembre dernier qu'il a commencé à tousser davantage et à cracher de nouveau du sang.

Dernière hémoptysie il y a 3 mois ; ce crachement de sang a persisté 7 jours et a nécessité un traitement énergique (piqûres d'ergotine).

Depuis ce moment la toux a augmenté, puis le malade a commencé à maigrir et à transpirer la nuit ; les fonctions digestives se sont troublées ; perte de l'appétit avec vomissements après le repas, alternatives de diarrhée et de constipation. H... est alcoolique.

A son entrée à St-Antoine, H... est maigre ; sa langue est sale ; on constate de la douleur à la pression au creux épigastrique, diarrhée, pas d'appétit.

La toux est fréquente et quinteuse.

L'expectoration est assez abondante, muco-purulent e. Les crachats contiennent des bacilles.

La dyspnée est moyenne. Sueurs la nuit. Constipation.

A l'examen des poumons, la percussion permet de constater un peu de submatité aux deux sommets en avant, mais surtout du côté gauche. En arrière, il y a de la matité à gauche et de la submatité à droite.

A l'auscultation, on entend en avant et à droite une respiration un peu soufflante ; en arrière du même côté, la respiration est normale.

A gauche et en avant l'inspiration est rude, l'expiration saccadée et prolongée ; en arrière, du même côté, dans toute l'étendue du poumon, on entend des râles humides très nets.

21 juin. Iʳᵉ séance d'inhalations. Poids du malade 119 livres ; mal de tête à la sortie de la cabine.

Le 23. L'appétit est un peu revenu.

Le 25. Coliques avec diarrhée survenant une heure après la sortie de la cabine.

Le 26. La diarrhée continue. Les inhalations sont suspendues pendant 2 jours.

La diarrhée s'arrête ;

Le 29. La diarrhée reprend dès que le malade recommence le traitement. Sous-nitrate de bismuth.

La diarrhée s'arrête. Poids, 119.

7 juillet. L'appétit est notablement augmenté, la respiration est plus facile, la toux est la même, les sueurs ne sont pas diminuées. Mêmes signes stéthoscopiques que le jour de l'entrée. Poids, 120.

Le 16. L'expectoration diminue de quantité ; les crachats sont de même nature que précédemment. L'appétit continue. Selles régulières (1 par jour). Poids, 121.

Le 24. Même état général. Les lésions pulmonaires semblent rester stationnaires. Poids, 120.

Le 28. Même état. Appétit très bon. La dyspnée a beaucoup diminué. Poids, 121.

4 août. Poids, 120.

Le 11. Quelques filets de sang dans les crachats qui sont moins abondants, mais qui sont toujours muco-purulents. La toux semble céder un peu. Poids, 121.

Le 20. Appétit continue ; la toux est moins quinteuse, les sueurs semblent un peu diminuées.

Le 30. État général satisfaisant ; les lésions pulmonaires ne se réparent pas. Mêmes signes stéthoscopiques que le jour de l'entrée. Bacilles tuberculeux dans les crachats : Poids, 121.

Sortie le 31 août.

Après 70 séances fluorhydriques, l'état général du malade s'est sensiblement amélioré. Appétit revenu, toux diminuée en même temps que l'expectoration. Respiration plus facile.

On ne constate aucune amélioration du côté de l'état local des poumons. Les crachats contiennent des bacilles. Le poids du malade n'a augmenté que de deux livres. Il pèse 121.

Examen du sang à différentes époques.

25 juin. Teinte n° 3 avec 6^{mm3}.

$$N = 105 = 3\,255\,000.$$

$$R = \frac{11081531}{6} = 1846\,922.$$

$$G = 0,56.$$

7 juillet. Teinte n° 3 avec 6^{mm3}.

$$N = 108 = 3\,348\,000$$

$$R = \frac{11\,081\,531}{6} = 1\,846\,922$$

$$G = 0,55.$$

Le 22. Teinte n° 4 avec 6^{mm3}.

$$N = 107 = 3\,317\,000$$

$$R = \frac{12\,189\,684}{6} = 2\,031\,614$$

$$G = 0,61.$$

8 août. Teinte n° 4 avec 6^{mm3}.

$$N = 112 = 3\,472\,000$$

$$R = \frac{12\,189\,684}{6} = 2\,031\,614$$

$$G = 0,58.$$

Le 25. Teinte n° 4 avec 6^{mm3}.

$$N = 116 = 3\,596\,000$$

$$R = \frac{11\,189\,684}{6} = 2\,031\,614$$

$$G = 0,57.$$

Observation XVIII

L..., Jean, 82 ans, chaudronnier, entre le 2 août 1888, salle Béhier, lit n° 26, à l'hôpital St-Antoine.

Antécédents héréditaires. — Nuls.

Antécédents personnels. — Il a eu la rougeole quand il était en bas âge, la variole à l'âge de 12 ans. Jusqu'à cette année, il s'est bien porté. Il y a quelques mois, il s'est aperçu qu'il maigrissait et qu'il toussait un peu. Il y a un mois, il est devenu trop faible pour travailler.

Au moment de son entrée à l'hôpital, il est très amaigri; il a perdu 33 livres dans l'espace de 5 mois ; il pèse encore 106 livres. Il a des sueurs profuses la nuit. La toux n'est pas continuelle. Il a un peu de dyspnée. Ses crachats sont purulents ; ils contiennent des bacilles. Appétit manque complètement. Vomissements alimentaires. Diarrhée.

État des poumons. — Submatité dans la région sous-claviculaire gauche, avec respiration rude. Rien d'anormal à constater dans la région sous-claviculaire droite.

En arrière, matité dans les fosses sus et sous-épineuses, avec râles humides assez nombreux. Quelques craquements secs sont perçus dans la fosse sus-épineuse droite. Poids, 106 livres. Alcoolisme avéré.

4 août. Première séance d'inhalations bien supportée.

Le 8. Même état.

Le 16. Les crachats sont moins abondants, l'appétit revient un peu. Poids, 105.

Le 24. La toux est la même. Les crachats sont les mêmes comme quantité et comme aspect.

Le 30. Poids, 105. Le malade a plus d'appétit que le jour où il a commencé le traitement. Il n'a pas retiré d'autre bénéfice des inhalations fluorhydriques ; il reste toujours des bacilles dans les crachats. Les lésions pulmonaires sont restées stationnaires.

OBSERVATION XIX

M..., Louis, 35 ans, journalier, entre à l'hôpital St-Antoine, salle Bazin, lit n° 7, le 8 août 1888.

Antécédents héréditaires. — Père mort tuberculeux, 4 frères ou sœurs sont morts.

Antécédents personnels. — Marié; a perdu une petite fille de complications pulmonaires à la suite d'une rougeole.

A eu la rougeole étant enfant. S'est toujours enrhumé très facilement pendant l'hiver. A l'âge de 20 ans, il contracte la syphilis. Réformé pour adénites cervicales multiples.

Depuis quelques mois il tousse beaucoup, maigrit, a de temps en temps des hémoptysies; il transpire la nuit depuis un an. La diarrhée ne le quitte pas depuis 2 mois (3 ou 4 selles par jour), perte de l'appétit et vomissements après les repas.

Nous retrouvons tous ces symptômes chez notre malade le jour de son entrée à l'hôpital.

Les crachats sont épais, verdâtres, purulents; ils contiennent des bacilles.

Examen de la poitrine. — En avant et à droite, matité à la percussion dans la région sous-claviculaire. A l'auscultation, râles humides et respiration soufflante.

En avant et à gauche, submatité. Respiration normale.

En arrière, matité aux deux sommets dans les fosses sus-épineuses. On entend des râles humides des deux côtés, mais ces râles sont plus nombreux et plus gros à droite.

Quelques râles ronflants et sibilants dans toute l'étendue des deux poumons. Poids, 119 livres.

13 août. Première séance d'inhalations. Quintes de toux violentes en sortant de la cabine.

Les jours suivants, même symptôme.

Le 17. La toux est toujours plus quinteuse. Les crachats sont plus épais, plus jaunâtres, plus abondants.

Le 25. L'appétit revient un peu; pas d'amélioration dans l'expectoration. La toux est moins forte. La diarrhée n'est nullement modifiée. On prescrit du bismuth. Poids, 118.

1er septembre. Les signes perçus à l'auscultation des poumons sont les mêmes que le jour de l'entrée. Poids, 118; il n'existe pas de fièvre.

B.   5

Le 12. État stationnaire.

Le 18. Le malade ne se sent nullement amélioré. Poids, 118.

Le 25. Hémoptysie légère à la sortie de la cabine.

4 octobre. État général un peu plus satisfaisant. Les lésions pulmonaires ne se réparent pas.

Le 15. Le malade ne veut plus continuer les inhalations ; son expectoration est toujours abondante. Les crachats sont toujours purulents et contiennent des bacilles. La toux ne s'amende pas. Les sueurs existent toujours la nuit.

Les râles humides s'entendent dans toute l'étendue du poumon droit. Poids, 117.

OBSERVATION XX

Th...., Jules, 20 ans, sommelier, entre à l'hôpital St-Antoine, salle Béhier, lit n° 34, le 24 avril 1888.

Antécédents héréditaires. — Père et mère morts de tuberculose pulmonaire.

Antécédents personnels. — N'a jamais été malade avant 1887. L'année dernière il a été pris d'un enrouement presque complet de la voix. C'est alors qu'il a commencé à tousser et à maigrir. Il a eu depuis cette époque une dizaine d'hémoptysies légères, des transpirations la nuit. Fréquemment il souffre de points de côté.

Th... entre à l'hôpital pour son enrouement et sa toux.

La voix est presque éteinte. La toux est fréquente surtout le soir ; l'expectoration est abondante, les crachats sont épais, verdâtres, striés de sang.

Le malade n'est pas très amaigri, l'appétit est bon, les fonctions digestives s'accomplissent bien, les selles sont régulières.

Examen de la poitrine. — En avant, matité dans la région sous-claviculaire droite ; sonorité normale et même un peu exagérée dans la région sous-claviculaire gauche ; la respiration s'entend mal des deux côtés.

En arrière, matité dans les deux fosses sus-épineuses, surtout à gauche. Craquements humides et respiration un peu soufflante à droite.

A gauche, la respiration s'entend mal.

Le malade est depuis 8 jours dans le service quand un pneumothorax à invasion bruyante se déclare chez lui du côté gauche; point de côté violent, dyspnée excessive. La percussion du côté malade donne un son clair et tympanique, à timbre métallique. Les vibrations thoraciques sont abolies, le cœur est un peu déplacé à droite. Timbre amphorique de la respiration. Tintement métallique. On constate de la succussion hippocratique. Pendant les quelques jours qui suivent le liquide augmente dans la plèvre.

Le 27 juin, jour où le malade commence les inhalations, le liquide est en même quantité que les jours précédents. Il a toujours de l'appétit, mais la dyspnée est extrême et le malade repose mal la nuit.

27 juin. Il sort de la cabine très fatigué. Poids, 109 livres.

Le 28. Le malade ayant beaucoup de peine à se rendre à la cabine, on suspend les inhalations qui sont reprises le 6 juillet.

6 juillet. Poids, 109. Pas de fièvre, appétit bon. Un peu de fatigue à la sortie de la cabine où le malade ne peut séjourner qu'une demi-heure.

Le 8. Diminution de l'appétit. Dyspnée toujours très grande.

Le 16. Le malade se sent mieux. L'appétit revient un peu, légère diarrhée. Poids, 111.

Les signes stéthoscopiques sont les mêmes, le liquide remonte jusqu'à un travers de doigt au-dessous de la pointe de l'omoplate.

Le 20. L'appétit est un peu meilleur, la diarrhée continue; la respiration est un peu plus facile; il se trouve un peu moins fatigué pour monter à la salle d'inhalations.

La toux est aussi fréquente qu'au début du traitement, mais l'expectoration est moins abondante.

Le 24. Le liquide contenu dans la plèvre augmente; la matité remonte au-dessus de la pointe de l'omoplate et on trouve de la submatité jusqu'à l'épine de l'omoplate. Le malade se sent mieux, son faciès est meilleur. Poids, 111.

A partir de ce moment le liquide reste toujours en égale quantité dans la plèvre, jusqu'au jour de la sortie du malade qui a lieu le 30 octobre.

L'amélioration de l'état général s'est fait sentir à différentes reprises pendant tout le traitement qui a duré 4 mois.

D'ailleurs on en jugera par les différentes pesées du malade qui ont donné les résultats suivants :

Le 28 juillet.	112 livres
4 août	113
12 —	114
18 —	113
25 —	115
3 septembre.	116
8 —	114
15 —	115
6 octobre	114
20 —	112

Dès que le malade essayait de ne plus suivre le traitement, l'appétit diminuait. La toux, la dyspnée, l'expectoration, les sueurs n'ont pas été modifiées.

L'auscultation des poumons ne nous a fait constater aucune amélioration. Le malade a augmenté de 3 livres, les crachats contiennent toujours des bacilles.

OBSERVATION XXI

L..., Henri, 16 ans, sculpteur, se présente à l'hôpital St-Antoine pour suivre les inhalations fluorhydriques.

Antécédents héréditaires. — Son père tousse depuis longtemps. Sa mère est morte toute jeune d'une affection de poitrine.

Il est le seul survivant de 10 enfants, tous morts en bas âge de méningite tuberculeuse.

Antécédents personnels. — Il a toujours toussé ; mais depuis un mois la toux a augmenté le matin et le soir. Il expectore beaucoup, il se plaint de douleurs thoraciques assez intenses. La toux s'est encore accrue il y a 15 jours ; il a eu un peu de fièvre et a craché du sang. Ayant un point de côté très douloureux, il a été obligé de s'aliter. Depuis ce moment il a des sueurs la nuit, et il s'aperçoit qu'il maigrit. L'appétit est conservé, pas de vomissements alimentaires. Palpitations cardiaques, diarrhée alternant avec constipation.

Le malade est très grand, le teint est pâle ; les sclérotiques sont décolorées ; il y a anémie assez considérable. Poids, 83 livres.

Examen de la poitrine. — Submatité aux 2 sommets en avant et en arrière. Quelques craquements secs au-dessous de la clavicule gauche, craquements humides dans la fosse sus-épineuse droite.

13 novembre. Première séance d'inhalations. Il se sent fatigué en sortant de la cabine, il se trouve presque mal.

Le 14. Les inhalations sont mieux supportées, légère hémoptysie.

Le 16. Pas d'appétit, nouvelle hémoptysie. La toux continue.

Le 17. Hémoptysie.

Le 18. Hémoptysie.

Le 20. Les crachats contiennent un peu de pus mélangé à du sang. Bacilles tuberculeux.

Le 30. Il ne survient aucune amélioration dans l'état général. Poids, 82. Presque tous les jours, il y a une ou deux hémoptysies.

5 décembre. Les sueurs ne diminuent pas ; la toux est aussi fréquente et aussi quinteuse, les forces diminuent. Le malade se trouve très fatigué ; il demande à ne plus suivre le traitement.

Sur nos instances, le malade, qui venait tous les matins de son domicile, entre à l'hôpital ; sous l'influence du repos au lit,

et de l'huile de foie de morue à haute dose, la malade n'a plus
d'hémoptysie et il y a une amélioration notable de l'état
général.

En résumé, ce malade quoique ne travaillant pas chez lui, a
vu son état général s'aggraver en quelque sorte sous l'influence du traitement par les inhalations; les hémoptysies
revenaient tous les jours. La cessation du traitement les a fait
disparaître.

OBSERVATION XXII

M..., Henri, 20 ans 1/2, plombier, entré le 29 septembre 1888
à l'hôpital St-Antoine, salle Bazin, lit n° 20.

Antécédents héréditaires. — Un frère tuberculeux.

Antécédents personneis. — Rougeole à l'âge de 5 ans. —
Gourme qui a duré jusqu'à l'âge de 8 ans. Il y a 18 mois il a eu
successivement deux ou trois gros rhumes; depuis ce moment
il a constaté un amaigrissement sensible.

Au mois de janvier de l'année courante, à la suite d'un refroidissement, M... a toussé beaucoup et a craché du sang pour la
première fois. Ces crachements de sang ont persisté 15 jours
environ.

A son entrée à l'hôpital, le malade tousse, sa toux est sèche,
il crache un peu le matin seulement, il transpire la nuit; il n'a
pas d'appétit, et vomit ses aliments après le repas presque tous
les jours. Les crachats contiennent un peu de sang; on y trouve
des bacilles; ils sont légèrement purulents; dyspnée.

Il existe de la laryngite.

L'examen de la poitrine nous fait constater au sommet du
poumon gauche de la submatité en avant et de la matité en arrière dans la fosse sus-épineuse. En avant la respiration est
soufflante. En arrière on entend des craquements humides très
nets. Poids, 125 livres.

26 septembre. Le malade commence le traitement par les inhalations.

Le 30. Pas de modifications dans l'état du malade.

4 octobre. L'appétit revient un peu. Poids, 124.

Le 8. L'appétit n'est pas bon. La toux est la même. Il y a moins d'essoufflement.

Le 16. Après 20 séances d'inhalations le malade quitte l'hôpital sans avoir retiré un bénéfice quelconque des inhalations tant au point de vue de l'état général qu'au point de vue des lésions pulmonaires. Les crachats contiennent des bacilles. Poids, 125.

OBSERVATION XXIII

Le nommé P..., Henri, garçon épicier, entre à l'hôpital St-Antoine, salle Bazin, lit n° 7, le 10 septembre 1888.

Antécédents héréditaires. — Sa mère est morte, il a perdu 7 frères ou sœurs, tous morts d'affections de la poitrine ; lui seul survit avec un autre frère qui tousse depuis longtemps.

Antécédents personnels. — Il a eu la gourme étant jeune ; cette gourme ne l'a quitté que vers l'âge de 9 ou 10 ans. Toujours il a été d'une constitution très délicate ; le moindre travail le fatiguait ; au moindre refroidissement il contractait de gros rhumes qui le quittaient difficilement.

Il y a 4 ans il a eu une fièvre typhoïde suivie d'une pleurésie sèche qui lui a laissé pendant quelque temps une toux opiniâtre. L'année suivante il a eu la variole.

A peu près vers la même époque il a commencé à cracher du sang à la suite des quintes de toux. Cette toux a augmenté peu à peu ; un peu de dyspnée est survenue ; l'appétit a diminué ; quelques vomissements se sont montrés après les repas. C'est à la suite d'un crachement de sang que le malade entre à l'hôpital.

Il se présente à la visite avec le teint pâle, la face fatiguée. Il est maigre ; il a des sueurs assez abondantes la nuit, un peu de dyspnée.

Peu d'appétit, il digère assez bien, il n'a pas eu de vomissements depuis quelques jours. Pas de diarrhée.

La toux est assez quinteuse; elle permet au malade de reposer la nuit.

L'expectoration est surtout muqueuse; les crachats sont aérés, quelques-uns d'entre eux sont purulents. On y remarque quelques filets de sang. Bacilles tuberculeux.

L'examen de la poitrine nous permet de constater les signes suivants, à gauche:

A la percussion, en avant et en arrière au sommet de la poitrine, submatité très nette. La submatité est limitée à la fosse sus-épineuse en arrière.

A droite, submatité en avant et matité en arrière dans les fosses sus et sous-épineuses.

A l'auscultation on entend : à gauche et en avant une expiration prolongée avec quelques craquements secs. Mêmes signes en arrière.

A droite. Craquements secs en avant. La respiration y est rude. En arrière, craquements humides très nets, perçus presqu'à la pointe de l'omoplate.

Rien d'anormal du côté des autres organes. L'examen des urines ne révèle pas la présence d'albumine.

Après 4 jours de repos le malade est soumis aux inhalations fluorhydriques. Poids : 120 livres.

Après la première séance (15 septembre), augmentation de la toux. Après la troisième séance, le malade a un peu plus d'appétit.

22 septembre. L'appétit continue. Pas de vomissements depuis l'entrée à l'hôpital. La toux ne diminue pas. Poids, 120.

Le 30. L'appétit persiste. Pas d'autres changements dans l'état du malade. Les crachats ne sont pas modifiés. Ils contiennent de temps en temps quelques filets de sang.

4 octobre. Les lésions pulmonaires paraissent être les mêmes à la percussion et à l'auscultation. Les sueurs ont un peu diminué. Poids, 121 livres.

Le 10. Même état. L'appétit a un peu diminué. Point de côté à droite.

Le 15. La dyspnée a un peu diminué. Les crachats sont les mêmes; ils contiennent encore des bacilles. Poids, 121.

Le 21. A l'auscultation de la poitrine on constate que les lésions pulmonaires sont les mêmes du côté droit. A gauche, la submatité a augmenté, on entend quelques craquements humides.

Le 27. L'appétit diminue. Vomissements après le déjeuner. Poids, 120 livres.

2 novembre. Le malade monte toujours difficilement les escaliers. Toujours un peu de muco-pus dans les crachats. L'appétit n'est pas encore revenu.

Le 8. Rien de particulier à signaler. Poids, 119 livres.

Le 15. A gauche les lésions pulmonaires progressent. Les craquements humides sont plus nombreux et la submatité s'étend en arrière presque jusqu'à la pointe de l'omoplate. L'appétit est revenu. Le malade dort bien la nuit. Les sueurs ont encore un peu diminué.

Le 22. Un peu de fièvre le soir. Cette fièvre se continue les jours suivants. Les sueurs sont les mêmes qu'au début des inhalations. L'appétit est médiocre. Le malade se sent fatigué; il souffre d'un point de côté à droite.

Le 23. Même état général. La toux a un peu augmenté, il existe de l'enrouement. La dyspnée continue. Le malade a de la diarrhée. 2 selles dans la journée.

Le 24. La diarrhée continue.

Le 25. La diarrhée reste toujours (4 ou 5 selles par jour). On donne du bismuth. État général peu satisfaisant. Douleurs thoraciques à droite. Les crachats sont plus purulents que d'habitude. Bacilles tuberculeux. Le malade se sentant très fatigué et ayant un peu de fièvre nous demande à ne plus respirer les vapeurs fluorhydriques. Poids, 118 livres.

En résumé 70 séances d'inhalations.

Appétit et état général améliorés au début. Cette amélioration a été de peu de durée. Les lésions sont plus avancées que le jour de l'entrée. Il y a de la fièvre le soir et le malade se plaint du mal de gorge ; il a perdu 2 livres de son poids. Il n'a, en somme, retiré aucun bénéfice du traitement.

OBSERVATION XXIV

Gl..., Henri, 45 ans, journalier, entre à l'hôpital St-Antoine le 13 août 1888, salle Bazin, lit n' 10.

Antécédents héréditaires. — Père tuberculeux mort à la suite d'une hémoptysie considérable.

Deux frères morts d'affection de la poitrine.

Antécédents personnels. — Pas de maladies dans l'enfance, pas de traces de strume. Vers l'âge de 15 ans, fièvres intermittentes qui ont duré deux mois environ.

Il a eu de nouveau les fièvres intermittentes en Algérie à l'âge de 24 ans.

Il y a 2 ans, à la suite d'un refroidissement, il a contracté une pneumonie du côté droit. Pendant sa maladie il a eu une hémoptysie considérable. Il a eu depuis cette époque plusieurs hémoptysies qui ont nécessité l'emploi de l'ergotine. La toux commence bientôt à le fatiguer. Il avait des sueurs profuses la nuit. Il est entré 3 fois pour sa toux à l'hôpital St-Antoine.

Sa face est amaigrie. Il n'a pas d'appétit ; il digère bien ce qu'il mange. Son poids est de 130 livres. Il a très rarement la diarrhée.

La toux est quinteuse et empêche le malade de dormir.

L'expectoration est muco-purulente, abondante ; les crachats contiennent des bacilles. Dyspnée assez intense, sueurs assez abondantes la nuit.

L'examen de la poitrine nous révèle les signes suivants :

A la percussion, submatité au sommet gauche en avant et en arrière. On entend du même côté une respiration soufflante ;

à droite, matité au-dessous de la clavicule en avant, et en arrière dans les fosses sus et sous-épineuses. Dans la zone de matité jusqu'à deux travers de doigt au-dessous de la pointe de l'omoplate en arrière, on entend des râles humides assez gros.

18 août. Première séance d'inhalations. Tousse davantage en sortant de la cabine.

Le 19. Les inhalations sont bien supportées. La toux a augmenté.

Le 21. Augmentation de la toux. Retour de l'appétit.

Le 23. La toux empêche le malade de reposer la nuit. Poids, 129.

Le 31. Même état.

6 septembre. Le malade a beaucoup d'appétit : sa toux le fatigue beaucoup.

Le 13. Pas de diminution de la dyspnée ni des sueurs.

Les râles humides s'entendent toujours au sommet droit du poumon. A gauche quelques craquements humides légèrement modifiés par la toux dans la fosse sus-épineuse. Respiration un peu soufflante en avant. Poids, 129.

Le 20. Même état.

Le 26. La toux est toujours fréquente et quinteuse ; la dyspnée est grande. Constipation.

4 octobre. Rien de particulier à signaler. Poids, 129.

Le 9. L'appétit diminue, un vomissement après le repas du matin.

Le 15. Retour de l'appétit. Poids, 130.

Le 25. Les râles humides deviennent à droite de plus en plus gros et s'entendent presque jusqu'à la base du poumon. Pas de modifications dans le poumon gauche.

1er novembre. Pas de diminution de la dyspnée, la toux est un peu moins quinteuse. Diminution de l'expectoration. Crachats nettement purulents qui contiennent des bacilles. Poids, 128.

Le 7. Même état. Appétit continue.

Le 15. État général un peu plus satisfaisant. Poids, 129.

Pas de modifications dans l'état des poumons.

Le 22. Douleurs thoraciques à droite. Quelques filets de sang dans les crachats. Poids, 129.

Le 30. Diminution de l'appétit. Diarrhée.

Le 31. La diarrhée s'arrête d'elle-même.

7 décembre. Le malade se sent de l'appétit ; diminution de la toux et de la dyspnée ; les sueurs persistent.

Le 15. Même état.

Le 22. L'état général est le même que le jour de l'entrée, sauf que l'appétit est meilleur et que la toux a un peu diminué. Le poids du corps est resté le même : 130 livres.

Les lésions pulmonaires semblent avoir gagné en étendue à droite où on entend en avant et en arrière de gros râles humides. A gauche quelques craquements humides en arrière dans la fosse sus-épineuse.

En résumé après 124 séances d'inhalations on ne constate qu'un léger retour de l'appétit. Les crachats contiennent toujours des bacilles.

OBSERVATION XXV

L..., Alphonse, 46 ans, serrurier, entre le 28 mai 1888 à l'hôpital St-Antoine, salle Béhier, lit n° 45.

Antécédents héréditaires. — Nuls.

Antécédents personnels. — Il y a 10 ans, au milieu d'une bonne santé apparente, le malade a craché du sang. Il ne toussait pas à cette époque. Depuis ce moment il s'est toujours enrhumé très facilement. Il y a 8 jours, à la suite d'un refroidissement, il a commencé à tousser de nouveau.

Quand le malade se présente à nous, nous le trouvons très fatigué ; la toux l'empêche de dormir la nuit ; elle est quinteuse ; il crache aussi beaucoup ; les crachats sont verdâtres, purulents, déchiquetés, quelques-uns sont striés de sang. Ils contiennent des bacilles.

Le malade a, en outre, de la fièvre. T. 40°,3 ; il transpire abondamment la nuit. Il a de la dyspnée.

L'appétit est bon, l'estomac est un peu dilaté, pas de diarrhée.

A l'examen de la poitrine, nous trouvons de la matité dans la fosse sus-épineuse droite et de la submatité dans la fosse sus-épineuse gauche. L'auscultation nous permet d'entendre en arrière, au sommet droit, des craquements humides, et des râles crépitants dans toute la hauteur du poumon, du même côté. A gauche et en arrière la respiration est soufflante au sommet.

En avant, submatité au-dessous de la clavicule droite avec râles humides et souffle cavernuleux ; à gauche, sonorité normale ; la respiration est soufflante, un peu humée.

Urines rouges contenant un peu d'albumine. Alcoolisme. Poids, 120 livres. Plus de fièvre.

25 juin. Le malade commence les inhalations ; à ce moment on n'entend plus dans le poumon droit de râles crépitants ; il ne se trouve nullement incommodé.

30. Aucune modification n'est survenue dans l'état du malade.

7 juillet. Poids, 121. Le malade se sent plus fort, l'appétit est meilleur. La toux est moins forte. L'expectoration est peu abondante depuis 3 jours. De temps en temps le malade a un peu de diarrhée, mais pendant un jour seulement.

Le 14. L'appétit est bon, une ration de 4 degrés ne lui suffit pas ; la toux continue à s'amender. Très peu d'expectoration. Poids, 120.

Le 23. État général très bon. Poids : 123.

Le 30. A l'auscultation, mêmes signes qu'au début des inhalations. La respiration se fait plus facilement. Poids, 122.

7 août. Le malade se trouve assez fort pour reprendre son travail. Poids, 122.

Le 14. La toux est un peu plus forte que les jours précédents ; l'expectoration a augmenté de quantité.

Le 20. Sortie du malade sur sa demande après environ deux mois de traitement. Le malade se sent plus dispos ; il a de l'appétit ; il tousse encore ; mais sa toux est sèche. Les urines ne contiennent plus d'albumine. Les crachats contiennent toujours des bacilles.

Observation XXVI

M..., Pierre, âgé de 43 ans, célibataire, mouleur en fer, entre à l'hôpital Saint-Antoine, salle Bazin, lit n° 9, le 22 juin 1888.

Antécédents héréditaires. — Parents morts jeunes.

4 frères ou sœurs sont morts phtisiques.

Antécédents personnels. — Fièvre typhoïde à l'âge de 5 ans. La même année, otite double suppurée ayant amené une surdité complète.

A l'âge de 24 ans il a une variole grave.

A l'âge de 33 ans, en 1879, il a une affection de poitrine dont il ne peut préciser la nature.

Il tousse depuis 4 ans seulement, avec des intervalles de bonne santé. Depuis un an surtout la toux n'a pas cessé; il a craché du sang à plusieurs reprises, il a maigri, la respiration est devenue plus courte, et le travail plus difficile.

A son entrée, M... est amaigri, il a une pigmentation assez notable de la face; doigts légèrement hippocratiques.

Le 16 juillet le malade est soumis aux inhalations fluorhydriques; il a repris 2 livres depuis son entrée à l'hôpital.

Le poumon droit surtout est malade. De ce côté la matité est complète en avant et, en arrière, cette matité descend presqu'à la pointe de l'omoplate.

A gauche pas de submatité appréciable.

On entend à droite, en avant et en arrière, des râles muqueux très nets, modifiés par les efforts de la toux et correspondant à la zone de matité; en outre la respiration est un peu soufflante en avant.

A gauche on perçoit simplement une inspiration un peu rude et une expiration prolongée en avant; pas de craquements secs ni humides. Les bases des poumons sont intactes.

Le malade tousse beaucoup, il dort peu la nuit. L'expectoration est abondante. On remarque quelques crachats purulents à l'examen desquels on trouve des bacilles.

L'appétit est bon. Pas de vomissements depuis l'entrée à l'hôpital ; de temps en temps nous avons constaté des crachats hémoptoïques. Jamais de diarrhée.

16 juillet. Il pèse 124 livres.

La 1re séance d'inhalations provoque quelques quintes de toux vite calmées.

Il en est de même de la 2e.

Le 3e jour, 2 heures après la séance, le malade est pris de coliques assez violentes déterminant de la diarrhée.

Le 19. La diarrhée continue.

Le 20. Les inhalations sont suspendues, la diarrhée s'arrête.

Le 21. Reprise des inhalations. Nouvelles coliques qui cette fois ne déterminent plus de diarrhée.

Le 25. L'appétit est bon, le malade ne se sent ni mieux ni plus mal portant. Poids, 124.

Le 30. Même état. La diarrhée n'a pas continué, la dyspnée a diminué un peu. Quelques sueurs peu profuses. Poids, 124.

11 août. A l'auscultation les signes stéthoscopiques sont à peu près les mêmes, le souffle a augmenté à droite au-dessous de la clavicule. Poids, 126.

Le 20. L'appétit continue, les digestions se font bien. Poids : 127. La toux est moins fréquente.

Le 25. La dyspnée est un peu plus grande depuis 2 jours.

3 septembre. Même état. Poids, 126.

Le 8. Le malade se sent plus vigoureux; moins de dyspnée; 4 degrés de nourriture. Poids, 128.

Le 15. Les lésions pulmonaires sont à peu près les mêmes. Il semble pourtant que les râles muqueux sont moins abondants au sommet du poumon droit. Toujours quelques sueurs la nuit. Poids, 130.

Le 22. Même état.

6 octobre. Depuis quelques jours l'appétit a un peu diminué, la toux a augmenté et empêche le malade de reposer la nuit. Poids, 128.

Le 12. Même état.

Le 19. Le malade se sent fatigué. L'expectoration a augmenté. L'appétit est à peu près nul. Poids, 126.

Le 28. L'état du malade est à peu près stationnaire. A l'auscultation, mêmes signes que précédemment ; quelques craquements secs en avant et à gauche, au-dessous de la clavicule. Poids, 125.

11 novembre. L'appétit est un peu revenu depuis quelques jours, la toux a un peu diminué. Le malade n'a jamais de fièvre le soir. Poids, 126.

Le 24. Même état.

1er décembre. Mieux sensible depuis quelques jours. Poids, 128.

Le 8. L'état général continue à s'améliorer. Poids, 128.

Le 22. Les crachats sont plus purulents que les jours précédents, toux reste la même, dyspnée a augmenté, point de côté à droite. A l'auscultation, les râles muqueux sont plus gros à droite. A gauche on entend quelques craquements humides. Peu d'appétit. Poids, 125.

Le 29. Le malade se plaint de tousser beaucoup la nuit ; l'appétit n'est pas revenu. Crachats hémoptoïques. Poids, 123.

5 janvier. Même état général, les râles muqueux deviennent de plus en plus gros. La matité s'étend à trois travers de doigt au-dessous de la pointe de l'omoplate, du côté droit. A gauche, quelques craquements humides dans la fosse sus-épineuse. Poids, 123.

Le 12. L'appétit est un peu revenu. Poids, 123.

Le 19. Râles caverneux à droite, en avant et en arrière. Sueurs plus abondantes, la dyspnée est la même. A gauche, les craquements humides deviennent de plus en plus nets. Poids, 122.

Le 26. La toux a un peu diminué ; perte de l'appétit. Gargouillement au sommet du poumon droit dans la fosse sus-épineuse. Crachats nummulaires qui contiennent des bacilles.

2 février. Même état. Poids, 118.

En résumé les effets des inhalations fluorhydriques sur ce malade ont été nuls. Amélioration de l'état général avec augmentation du poids du corps au début du traitement. Cette amélioration a été de courte durée. Les lésions pulmonaires ont continué à progresser.

Les inhalations ont provoqué une diarrhée colliquative au début du traitement.

Examen du sang :

16 juillet. Teinte n° 3 avec 6^{mm3}.

$$N = 3\,627\,000.$$
$$R = 1\,846\,922.$$
$$G = 0,51.$$

Le 30. Teinte n° 3 avec 6^{mm3}.

$$N = 3\,441\,000.$$
$$R = 1\,846\,922.$$
$$G = 0,53.$$

20 août. Teinte n° 4 avec 6^{mm3}.

$$N = 3\,875\,000.$$
$$R = 2\,031\,614.$$
$$G = 0,52.$$

7 septembre. Teinte n° 4 avec 6^{mm3}.

$$N = 3\,751\,000.$$
$$R = 2\,031\,614.$$
$$G = 0,54.$$

Le 25. Teinte n° 4 avec 6^{mm3}.

$$N = 3\,627\,000.$$
$$R = 2\,031\,614.$$
$$G = 0,55.$$

19 octobre. Teinte n° 3 avec 6^{mm3}.

$$N = 3\,689\,000.$$
$$R = 1\,846\,922.$$
$$G = 0,50.$$

28 novembre. Teinte n° 4 avec 6^{mm3}.

$$N = 3\,906\,000.$$
$$R = 2\,031\,614.$$
$$G = 0,50.$$

29 décembre. Teinte n° 3 avec 6^{mm3}.

$$N = 3\,503\,000.$$
$$R = 1\,846\,922.$$
$$G = 0,50.$$

1er février. Teinte n° 3 avec 6^{mm3}.

$$N = 3\,596\,000.$$
$$R = 1\,846\,922.$$
$$G = 0,50.$$

OBSERVATION XXVII

Ch......, Auguste, 40 ans, journalier, entre à l'hôpital Saint-Antoine le 23 juillet 1888, salle Bazin, lit n° 5.

Antécédents héréditaires. — Nuls.

Antécédents personnels. — Fièvre typhoïde à l'âge de 9 ans. 2e fièvre typhoïde à l'âge de 17 ans.

Ch..... a accompli 7 années de service militaire en Afrique sans être jamais malade.

Il y a 6 ans environ la santé a commencé à péricliter sous l'influence d'un excès de travail et des privations de toutes sortes.

Il y a 3 ans il a commencé à cracher du sang ; à cette époque il toussait peu.

L'année dernière la toux a augmenté, les forces ont diminué ; il a eu, à différentes reprises, de légères hémoptysies ; en même temps que les forces ont continué à décroître, l'amaigrissement s'est accentué.

A son entrée à l'hôpital, son état général est mauvais : toux, essouflement, perte complète de l'appétit. Il a perdu 10 livres depuis 2 mois, sueurs abondantes la nuit.

Point de côté assez violent siégeant à gauche, ayant débuté en même temps qu'un frisson unique qui a persisté pendant une demi-journée, fièvre, augmentation de la toux et de la dyspnée.

Le point de côté disparaît, mais la fièvre continue ; elle est moins forte cependant. T. 39°. Respiration difficile.

Expectoration assez abondante, les crachats sont franche-ment rouillés et adhérents au vase.

A l'examen de la poitrine nous constatons de la submatité à gauche dans presque toute l'étendue du poumon, en avant et en arrière.

Rien à droite.

L'auscultation nous fait entendre à gauche et en arrière des râles sous-crépitants, du souffle avec une diminution du mur-mure vésiculaire.

La fièvre descend à 38°, mais elle persiste.

Le 27 juillet le malade a 37°,8 ; les râles s'immobilisent ; l'ex-pectoration est un peu plus abondante ; les crachats sont moins rouillés.

Du 1er au 15 août les râles deviennent de plus en plus gros ; ils tendent à diminuer à la base du poumon pour se localiser au sommet. L'expectoration devient peu à peu purulente et fétide.

Le 25 août. 3 examens successifs de crachats ne révèlent pas la présence de bacilles tuberculeux.

Le 30. Nous ne trouvons pas de bacilles dans les crachats qui sont nettement purulents.

On constate au sommet du poumon droit, en arrière, de la submatité ; gros râles humides au sommet du poumon gauche.

6 septembre. Quelques bacilles dans les crachats, l'état du malade est le même. T. 38°, le soir.

Le 10. L'appétit semble revenir. Expectoration purulente et fétide, toux un peu diminuée.

La dyspnée est grande. T. 38°.

16 octobre. Première séance d'inhalations. Poids, 112.

Le 18. Le malade supporte bien le traitement.

Le 26. L'appétit augmente. La fièvre persiste le soir.

Le 27. La fièvre augmente. T. 38°,8. Le malade se sent très fatigué.

Le 28. T. 39°. Toux augmente.

Le 29. T. 39°.

Le 30. Le malade demande à ne plus entrer dans la cabine ; il se sent très fatigué toutes les fois qu'il en sort.

1er novembre. La fièvre diminue un peu le soir ; 38°,4.

Le 2. T. 38°. Il souffre de la gorge, enrouement.

Il essaie de nouveau le traitement ; il ne peut le supporter; la fièvre augmente. P. 108.

Les lésions pulmonaires ont fait des progrès, les râles humides qu'on entendait au sommet du poumon gauche sont devenus des râles caverneux. Le poumon droit se prend à son tour. Quelques craquements humides dans la fosse sus-épineuse

La laryngite provoque une dysphagie intense ; le malade ne peut se nourrir.

Le malade meurt le 15 novembre.

En résumé les inhalations ont augmenté la fièvre et la laryngite est survenue dans le cours du traitement.

OBSERVATION XXVIII

B..., Edmond, 45 ans, apprêteur sur étoffe, entre le 21 août 1888, salle Bazin, lit n° 9.

Antécédents héréditaires. — Nuls.

Antécédents personnels. — A eu la gourme vers l'âge de 5 à 6 ans ; à l'âge de 8 ans fièvre typhoïde qui a duré 3 mois ; fièvres intermittentes pendant son séjour en Afrique. Il y a 2 ans que la toux a commencé en même temps que l'amaigrissement s'est fait sentir et que l'appétit a disparu. L'année dernière il a craché plusieurs fois du sang. Diarrhée alternant avec constipation depuis quelques mois ; palpitations de cœur, transpiration la nuit.

B... est très faible. Il n'a pas d'appétit, constipation. Il tousse beaucoup surtout le matin et le soir ; sa dyspnée n'est pas bien grande... Il crache beaucoup ; ses crachats sont muco-purulents, nummulaires. Ils contiennent des bacilles.

L'examen de la poitrine nous fait constater des lésions avancées au sommet des poumons.

Submatité au-dessous des deux clavicules.

Matité complète au sommet droit en arrière et submatité dans toute la partie inférieure du poumon. A gauche la matité ne s'étend pas aussi loin du côté de la base du poumon.

En avant et en arrière, des deux côtés, on entend de gros râles humides : ce sont des râles cavernuleux. Quelques-uns disparaissent après une quinte de toux. Poids du corps, 105 livres.

25 août. Première séance d'inhalations.

Quelques quintes de toux en sortant de la cabine.

Le 30. L'appétit revient un peu, rien autre chose à noter.

5 septembre. L'appétit est revenu. Pas de modifications dans la toux, ni dans l'expectoration qui est toujours abondante. Poids, 105.

Le 15. Même état, névralgie intercostale à droite.

Le 25. L'examen de la poitrine ne nous fait constater aucune modification dans l'état des lésions pulmonaires. Poids, 104.

20 octobre. L'appétit a un peu diminué ; il y a de la fièvre le soir. T. 38°, un peu de diarrhée.

Le 12. La diarrhée continue, peu abondante ; la toux est toujours la même, pas de diminution de la dyspnée ni des sueurs. Poids, 104. T. 38°.

Le 21. L'appétit revient. Plus de fièvre, amélioration peu sensible dans l'état général.

Le 30. État stationnaire.

10 novembre. Peu d'appétit. On entend au sommet du poumon droit, en arrière, du gargouillement très net.

Le 15. Peu d'appétit, plus de diarrhée, hémoptysie légère.

Le 30. Le malade ne veut plus respirer les vapeurs fluorhydriques dont il ne retire aucun bénéfice. Poids, 104. Le malade a perdu deux livres. L'état général n'est pas amélioré et les lésions pulmonaires se sont étendues. Les crachats contiennent des bacilles.

Examen du sang.

25 août.   Teinte n° 3 avec 4^{mm3}

$$N = 372\,000$$
$$R = 2\,770\,383$$
$$G = 0,74.$$

10 septembre. Teinte n° 3 avec 4^{mm3}

$$N = 124\quad 3,844,000$$
$$R = 2\,770\,384$$
$$G = 0,70$$

Le 30.   Teinte n° 3 avec 4^{mm3}

$$N = 3\,689\,000$$
$$R = 2\,770\,383$$
$$G = 0,75$$

30 octobre.   Teinture n° 3 avec 4^{mm3}

$$N = 3\,937\,000$$
$$R = 2\,770\,383$$
$$G = 0,70$$

30 novembre. $N = 3,751,000$

$$R = 2\,770\,383$$
$$G = 0,73$$

OBSERVATION XXIX

G..., Jules, 16 ans, entre le 14 mai 1888, à l'hôpital St-Antoine, salle Béhier, lit n° 31.

Antécédents héréditaires. — Nuls.

Antécédents personnels. — Rougeole à l'âge de 6 ans ; à l'âge de 8 ans 1/2, coxalgie gauche soignée à l'hôpital Trousseau. Nombreux abcès qui ont suppuré longtemps.

En 1886. Soigné pour une ostéomyélite siégeant à la partie inférieure du tibia droit : grattage et résection de la tête des derniers métatarsiens.

Malgré cela, il était, quoique toussant un peu, d'une assez bonne santé. Il y a un mois il a commencé à tousser davantage ; pas d'hémoptysies, mais de fréquentes épistaxis. Il a maigri depuis quelque temps. Pas de sueurs nocturnes, un peu de diarrhée. Fièvre le soir, s'élevant à 38°.

A son entrée à l'hôpital G... est très faible ; il est pâle et anémié ; il présente un frémissement très net dans les jugulaires et un souffle carotidien.

Il tousse beaucoup, crache beaucoup ; ses crachats sont verdâtres, déchiquetés, grumeleux. Il a depuis hier des épistaxis abondantes. Ongles hippocratiques.

Il boite beaucoup en marchant ; la cuisse gauche est dans l'adduction et la rotation en dedans. Le membre inférieur de ce côté présente un raccourcissement considérable, il est atrophié. Forte ensellure de la région lombaire. La flexion de la cuisse est impossible ; la flexion forcée est douloureuse ; le bassin suit les mouvements imprimés à la cuisse. Les mouvements d'abduction sont impossibles, la jambe gauche ne peut se fléchir sur la cuisse.

Examen du poumon. — Matité en arrière, dans toute l'étendue du poumon gauche. A droite, matité dans la fosse sus-épineuse, et submatité dans la fosse sous-épineuse. En avant, bruit de pot fêlé au-dessous de la clavicule gauche ; la sonorité est normale à droite et en avant.

A l'auscultation on entend, dans la fosse sus-épineuse du côté gauche, un souffle caverneux et du gargouillement. Au-dessous de l'angle de l'omoplate on constate du même côté tous les signes de la pleurésie. A partir de ce point la respiration s'entend moins bien, pour disparaître complètement à la base du poumon. Les vibrations thoraciques sont abolies. Il y a de l'égophonie et de la pectoriloquie aphone.

A droite on entend du souffle tubaire et des craquements humides au sommet et en arrière.

En avant et à gauche signes cavitaires. A droite mêmes signes qu'en arrière.

Pas de déplacement du cœur.

Le malade a conservé de l'appétit, il digère bien, les selles sont régulières.

8 juin. Le malade sort de l'hôpital guéri de sa pleurésie ; il entre de nouveau quelques jours après.

Les lésions pulmonaires n'ont pas progressé ; l'expectoration est abondante, la toux est fréquente. Les crachats contiennent des bacilles. Dyspnée considérable.

Le 29. Il commence le traitement par les inhalations fluorhydriques. Poids, 84 livres.

2 juillet. Les crachats sont toujours abondants, pas de diarrhée.

Le 7. L'appétit est excellent. La dyspnée a diminué d'intensité ; le malade crache moins. Poids, 84.

Le 16. L'appétit se maintient. La dyspnée diminue encore. Le malade expectore très peu. Poids, 86.

Le 22. Le malade mange beaucoup ; il se sent beaucoup plus robuste ; il respire facilement ; il peut prendre un peu d'exercice.

Le gargouillement et les râles humides vont en diminuant. Poids, 88.

Le 28. État général satisfaisant. A l'auscultation de la poitrine on n'entend guère plus que du souffle caverneux à gauche et une respiration soufflante à droite. Poids, 91.

4 août. Le malade continue à aller de mieux en mieux. Poids, 91.

Le 11. Le malade ne crache presque plus, tousse moins. Ses crachats contiennent encore des bacilles. L'appétit continue ; les lésions pulmonaires semblent se réparer. Sortie de l'hôpital après 45 séances d'inhalations.

OBSERVATION XXX

Ch..., Alice, âgée de 53 ans, employée de commerce, entre à l'hôpital Saint-Antoine, salle Moiana, lit n° 5, le 15 juillet 1888.

Antécédents héréditaires. — Nuls.

Antécédents personnels. — Pas de strume dans l'enfance ; toujours bien réglée, jusqu'à l'âge de 50 ans. Bien portante jusqu'en 1885. Vers le mois de septembre de cette année elle a commencé à tousser à la suite d'un refroidissement. Jamais depuis cette époque la toux n'a cessé ; peu à peu la malade a vu ses forces disparaître ; la maigreur est survenue avec la perte d'appétit. Hémoptysies assez fréquentes. Pas de diarrhée, pas de vomissements avant d'entrer à l'hôpital, sueurs assez profuses la nuit.

A son entrée, nous constatons que la malade est amaigrie, la face est pâle. L'appétit est diminué, pas de diarrhée, peu de sommeil, toux assez quinteuse surtout le matin au lever. Crachats abondants et nettement purulents qui contiennent des bacilles ; palpitations cardiaques ; dyspnée assez grande.

A la percussion on constate aux 2 sommets du poumon, en avant et en arrière, une matité absolue. Cette matité s'étend à droite à presque tout le poumon ; à gauche elle ne s'étend pas au-dessous de la fosse sus-épineuse.

Du côté droit nous constatons à l'auscultation des râles cavernuleux, en avant et en arrière presque jusqu'à la base. La respiration est en outre un peu soufflante en avant.

A gauche, au-dessous de la clavicule et dans les fosses sus et sous-épineuses nous entendons des râles muqueux très nets, mais moins gros que du côté opposé. Poids, 94 livres.

Pas d'albumine dans les urines.

26 juillet. Première séance d'inhalations. Quelques quintes de toux pendant le séjour dans la cabine qui n'est que d'une demi-heure.

Les 3 jours suivants, la malade peut séjourner une heure dans la cabine ; elle a encore quelques quintes de toux.

Le 30. A sa sortie de la cabine, coliques assez violentes avec diarrhée.

Le 31. Même état.

1er août. Même état. La diarrhée continue, aucun traitement n'a été institué pour l'arrêter. Les inhalations sont suspendues, la diarrhée s'arrête.

Le 4. Reprise des inhalations. La diarrhée recommence avec les coliques. Sous-nitrate de bismuth. Suppression de la diarrhée, les inhalations sont continuées. Poids, 93.

Le 5. Peu d'appétit, mauvais état général, quelques crachats hémoptoïques.

Le 15. L'appétit est un peu revenu ; céphalalgie. Toux a augmenté ; la dyspnée s'est accrue également. Poids, 93.

Le 25. Les signes stéthoscopiques sont les mêmes, un peu de fièvre le soir. L'appétit se maintient à peu près. Poids, 93.

2 septembre. La toux empêche la malade de dormir la nuit. La dyspnée est très grande, point de côté à gauche. Les sueurs ont diminué. Poids, 93.

Le 10. Même état général. Souffle caverneux au sommet droit, dans la fosse sus-épineuse. Poids, 92.

Le 20. La fièvre ne diminue pas le soir ; elle est de 38°,5. L'appétit revient un peu.

Le 30. Vomissement après le repas du soir, diarrhée. Les 3 jours suivants la diarrhée continue ; on administre 6 gr. de sous-nitrate de bismuth, la diarrhée diminue mais ne disparaît pas, nouvelle potion au bismuth.

4 octobre. Les inhalations sont suspendues pendant 2 jours, la diarrhée continue mais en moindre abondance. Bismuth.

Le 7. La diarrhée s'arrête ; les lésions pulmonaires ont progressé à gauche ; elles gagnent la base du poumon. Poids, 89.

Le 15. Même état. Gargouillement au sommet du poumon droit dans la fosse sous-épineuse. Souffle caverneux en avant au-dessous de la clavicule; état général peu satisfaisant. Poids, 87.

Le 26. La dyspnée ne diminue pas. Les sueurs sont aussi abondantes. La toux a un peu diminué. Les lésions pulmonaires progressent. Râles caverneux à gauche en avant. A droite, formation de nouvelles cavernes. Expectoration très purulente. Bacilles dans les crachats. Poids, 85.

En résumé, après 90 séances d'inhalations la malade n'a vu s'améliorer ni son état général ni son état local; ce dernier s'est même aggravé.

Notre travail terminé, nous avons revu quelques-uns de nos malades, qui ont, après notre départ du service de M. le Professeur Hayem, continué pendant plusieurs mois, sous la direction de M. Luzé, interne, le traitement par les inhalations fluorhydriques. Ces malades ont maigri, perdu du poids, et les lésions pulmonaires ont progressé. Deux d'entre eux viennent de mourir.

L'acide fluorhydrique n'a donc pas empêché la tuberculose pulmonaire d'évoluer. A-t-il retardé la marche de la maladie? Nous n'oserions l'affirmer. Tout ce que nous sommes en droit de dire, c'est que l'acide fluorhydrique n'est pas le médicament spécifique de la tuberculose et qu'il faut chercher ailleurs son remède certain, convaincu que nous sommes de la difficulté de la tâche, mais aussi de la certitude du succès.

CONCLUSIONS

I. — Les inhalations d'acide fluorhydrique ne donnent pas dans le traitement de la phtisie pulmonaire des résultats bien encourageants.

II. — Elles peuvent dans certains cas améliorer l'état général des malades en relevant l'appétit.

III. — Elles ne peuvent amener la réparation des lésions pulmonaires.

IV. — Elles ne sont pas supportées par tous les malades.

V. — Elles sont contre-indiquées dans les cas où la maladie est dans une phase aiguë.

IMPRIMERIE LEMALE ET Cⁱᵉ, HAVRE

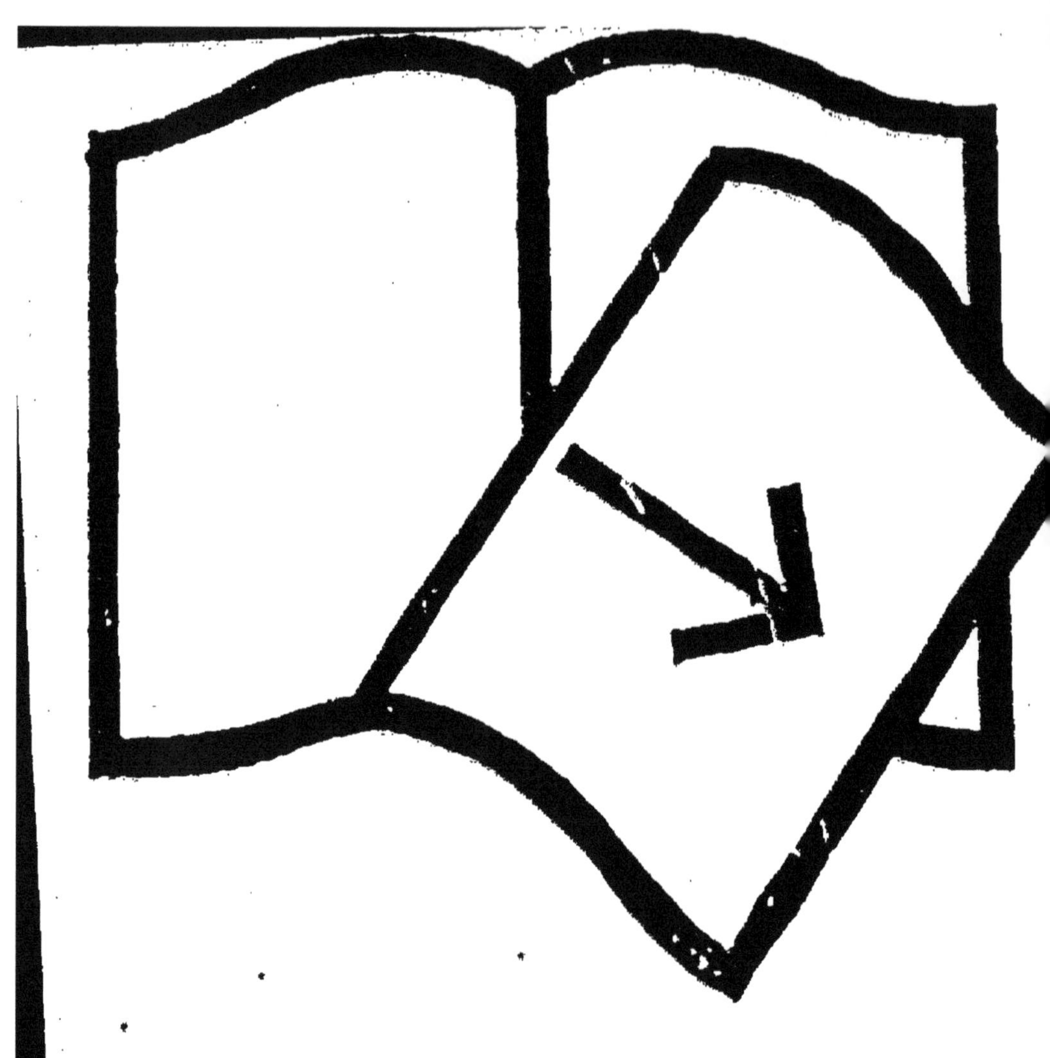

Documents manquants (pages, cahiers...)

NF Z 43-120-13